切脉针灸穴组手册

主　编　俞　云

副主编　肖　静　陈小凤　阮晓枫　齐　勇

编　委（按姓氏笔画排序）

刘丽华　刘佳敏　齐　勇

阮晓枫　李晓菲　肖　静

吴思雨　张宏艳　陈小凤

胡向丹　俞　云

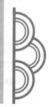

人民卫生出版社
·北京·

版权所有，侵权必究！

图书在版编目（CIP）数据

切脉针灸穴组手册 / 俞云主编 . —北京：人民卫
生出版社，2023.5（2023.11 重印）
ISBN 978-7-117-34188-2

Ⅰ. ①切… Ⅱ. ①俞… Ⅲ. ①脉诊 – 手册②针灸疗法
– 手册 Ⅳ. ①R241.2-62 ② R245-62

中国版本图书馆 CIP 数据核字（2022）第 245106 号

| 人卫智网 | www.ipmph.com | 医学教育、学术、考试、健康，购书智慧智能综合服务平台 |
| 人卫官网 | www.pmph.com | 人卫官方资讯发布平台 |

切脉针灸穴组手册

Qiemai Zhenjiu Xuezu Shouce

主　　编：俞　云
出版发行：人民卫生出版社（中继线 010-59780011）
地　　址：北京市朝阳区潘家园南里 19 号
邮　　编：100021
E - mail：pmph @ pmph.com
购书热线：010-59787592　010-59787584　010-65264830
印　　刷：中农印务有限公司
经　　销：新华书店
开　　本：787 × 1092　1/32　印张：5.5
字　　数：77 千字
版　　次：2023 年 5 月第 1 版
印　　次：2023 年 11 月第 2 次印刷
标准书号：ISBN 978-7-117-34188-2
定　　价：45.00 元

打击盗版举报电话：010-59787491　E-mail：WQ @ pmph.com
质量问题联系电话：010-59787234　E-mail：zhiliang @ pmph.com
数字融合服务电话：4001118166　E-mail：zengzhi @ pmph.com

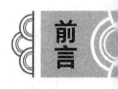

前言

　　切脉针灸是我通过遍访有切脉经验的医家，发掘出源于《黄帝内经》的针灸理论，结合自己多年的临床经验而研悟出来的治疗方法。它通过刺激腧穴来调整经络，最终达到治病的目的。目前，中医药发展的两大瓶颈问题在于缺乏标准和具有盲目性。切脉针灸坚持通过切脉来指导辨证，将辨证作为临床诊治的标准；通过切脉来了解疾病的"开关"（亦即穴位），并判断疗效，从而克服临床的盲目性。

　　所以，临床上用切脉指导辨证、指导针刺取穴、指导针刺补泻、判断针灸疗效，可以克服针灸的盲目性，解决针灸疲劳现象，达到时间、空间上的精准治疗，从而提高疑难杂症和重症的治疗效果。切脉针灸的安全微痛、金针银针搭配治疗，大大提高了临床治病效果，尤其是肿瘤、痛证、疑难病、慢性病，常有针入病减之良效，得到中医执业人员和中医爱好者的青睐。

针对初学者来说,切脉针灸的穴位的选择和记忆是一大难点。我和弟子们将这些穴位按照部位、功能、分属脏腑、治疗症状、治疗目的等分成不同的穴组并命名,方便记忆和临床运用,为临床带教带来了极大便利。

切脉针灸的治疗取穴主要强调了三部分:整体上下阴阳的调整取穴、辨病取穴、对症取穴。我们应 10 余年来各届学员的要求,编写了这本口袋书,行文力求简单,以便大家在临床学习、运用过程中随时查阅。相关精微之处未能深入,希望大家和我们一道在不断学习运用的过程中多多分享使用经验,共同将切脉针灸的临床疗效不断提高。

俞云

2022 年 10 月

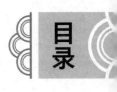

目录

第一章 | 绪论

第一节 | 四部脉法

1. **概念** 十二经脉上凡有动脉的地方均可切脉,其中以独取寸口脉法最为常见。《伤寒论》记载的三部诊脉法,即通过人迎、寸口、冲阳三部诊脉。俞云在临床实践过程中发现,太溪脉对于临床辨证施针和判断疗效也非常重要,故提出了四部脉法。

四部脉是指人迎脉、寸口脉、冲阳脉和太溪脉。四部脉法是俞云在参考《伤寒论》三部诊脉法基础上提出的一种临证脉法。四部脉分属人体上阳、上阴、下阳和下阴,临床掌握更加容易。(图 1-1)

2. **四部脉法**

(1) 切脉时间:切脉时间以早晨为最好。早晨机体内外环境较安静,脉象能如实反映病情,避免了体力活动、情绪激动或饮食、烟酒等的干扰。剧烈活动后,脉弦数有力;愤怒

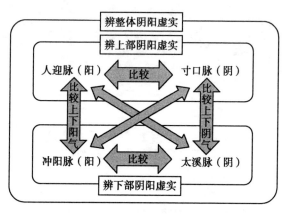

图 1-1　四部脉

后,脉多弦大;饮酒后,脉洪大弦滑;食后,右脉浮滑等。去除上述干扰后,脉象才能如实反映病情。患者到门诊时往往已不是早晨,必须让患者休息片刻后再诊脉。

（2）脉位取脉方法及意义

1）人迎脉:"颈侧之动脉人迎。人迎,足阳明也,在婴筋之前。"(《灵枢·寒热病》)位于颈部,颈总动脉搏动处,可在喉结旁触及,当胸锁乳突肌前缘。取人迎脉时,单手张开以诊脉,拇指与其余四指分别放在颈部两旁,仔细寻摸颈总动脉搏动之处。(图 1-2)

人迎属足阳明胃经,可候胃气;人迎又名天五会,意思是身体上部,汇聚清气,因此可

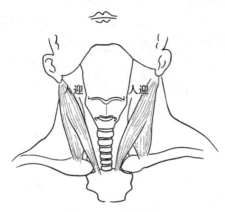

图1-2 人迎脉

候上部之气。与寸口比较而言,人迎为上部之阳,寸口为上部之阴。《灵枢·四时气》记载:"气口候阴,人迎候阳也。"

2)**寸口脉**:位于腕掌侧横纹桡侧,桡动脉搏动处。在桡骨茎突处定关,关前为寸,关后为尺。《难经·一难》云:"寸口者,脉之大要会,手太阴之动脉也……寸口者,五脏六腑之所终始,故法取于寸口也。"寸口在手太阴肺经之上,可候肺气,肺为华盖,所以寸口候上部之气,但肺经为阴经,相比人迎而言,寸口候上部之阴。(图1-3)

3)**冲阳脉**:在足背最高处,当蹬长伸肌腱与趾长伸肌腱之间,足背动脉搏动处。取穴以单手张开,除拇指外其余四指指腹放于足背高点,按之有搏动感处,即为本穴。冲阳同属于胃经,但在人体下部,因此可候下部之阳气。(图 1-4)

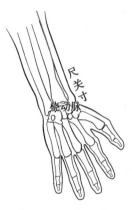

图 1-3 寸口脉

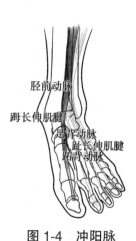

图 1-4 冲阳脉

4)太溪脉:位于足内侧,内踝后方,当内踝尖与跟腱之间的凹陷处。一般可以用 4 个手指握住内踝,用指腹感受围绕内踝整个半圆范围的脉象。此脉较其他脉而言,较难触及,需要更细致触摸。太溪在肾经之上,候下部之阴气,也候一身之元气。太溪脉是"决生死、处百病"之要穴,与冲阳脉结合诊断还可判断预后。(图 1-5)

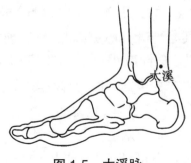

图 1-5　太溪脉

（李晓菲）

第二节 ｜ 金银针

　　古代有"九针"，功能不尽相同。经过不断改造，许多针具也已淘汰，只有毫针还保持着原来的形状，并成为目前应用最广泛的针具。目前的毫针大多为不锈钢针，它有很多优点，如不易生锈、折断，粗细均匀，应用方便，价廉物美，为现代针灸医师所喜用。长短为 0.5~7 寸，一般应用 1~3 寸已足够；粗细常为 0.25~0.3mm。

　　切脉针灸选用的针具较为特殊。运用补法时选用的针具主要是 1 寸长的金针（表面镀 24K 金的不锈钢毫针），运用泻法时主要用银针(表面镀银的不锈钢毫针)或不锈钢毫针。其原理既有历史渊源,也有现代考究。古人认为,金针属火(阳),银针属水(阴),前者具有补虚之功,后者具有泻实之效。如《针灸大成》曰:"金针者,贵之也。又金为总名,铜铁金银之属皆是也。若用金针更佳。"近代针灸名家黄石屏认为"针以炼精金为贵",且金针之善有三,"性纯而入肉无毒""质软而中窍无苦""体韧而经年无折"[1]。王乐亭[2]的临床经验是"金针不随天时四季冷热而变化,与人的体温适合,刺针时疼得轻微,刺入体内不变质,不起副作用,没有滞涩难起出的困难,针孔不发炎,它的功能(治疗作用)反应快、疗效高,金的性质柔软不易折断,免出医疗事故(指折针)"。众所周知,不同金属材质的电离及导电性能是不一样的,那么是否同样适用于针刺呢? 有研究提示,不同金属材质(银、铜、不锈钢)的针灸针刺入含有电解质溶液的动、植物组织中,能产生不同的电化学原电池效应,就实验结果而言,银质针灸针产生的电压及电流均高于铜质针灸针及临床常用的不锈钢毫针[3],由此,不同材质针具针刺穴位时对机体的作用也就不一样了,这提示我们需尽量根据患者情况辨证选用针具。俞云通过广泛阅读古今文献,明确提出"金补银泻"的观点。彭桂原[4]进行的动物实验及临床实验提示,切脉针灸(运用"金针补法")治疗气虚型耳聋的综合疗效、中医疗效均相对优于普通针灸组和空白组。而关于"银泻"理论亦有临床实验表明,镀银针的即时降压作用(收缩压、舒张压及降压维持时间)明显优于镀金针[5]。综上所述,不难看出,临床治疗的补泻作用自然会随着针具选择的不同而有所差异,再结合针刺深浅、经络迎随等传统补泻手法,临床治疗效果便更佳[6]。

(刘佳敏)

参考文献

[1] 陈腾飞,马增斌,辛思源,等.黄石屏金针源流[J].中国针灸,2013,33(8):753-756.

[2] 何罡.针灸针材质的演变[J].辽宁中医药大学学报,2010,12(12):173-174.

[3] 张大同.不同材质针灸针的电化学实验[J].上海针灸杂志,2003,5(22):33-34.

[4] 彭桂原.针刺对气虚血瘀证突聋疗效观察及修

复 Corti 器损伤的研究[D].广州:广州中医药

大学,2013.

[5] 徐宗,吕菊梅.镀金针与镀银针即时降压作用

的比较[J].上海针灸杂志,1995,14(1):15-16.

[6] 俞云.切脉针灸:黄帝内经针法[M].北京:人

民卫生出版社,2013:92-93.

第三节 针刺顺序

针灸取穴、针刺手法以及针刺顺序是针灸处方中的重要组成部分。在临床中,同样的疾病采用同样的腧穴组方,不同的医师治疗后疗效却可能差之千里,此种原因固然与取穴的精准性、施行者手法的精当性密切相关,但是针刺的顺序同样发挥着不可忽视的重要作用。现代研究发现,针刺不同穴位在体内产生不同声波,则针刺穴位顺序不同,引起身体的经络气血变化也不同。气血变化不同,则治疗效果也会不同[1]。

早在《黄帝内经》中就有关于针刺取穴顺序的记载。如《灵枢·周痹》记载:"痛从上下者,先刺其下以过之,后刺其上以脱之;痛从下上者,先刺其上以过之,后刺其下以脱之。"

而《针灸大成·长桑君天星秘诀歌》则记述了具体病证的取穴顺序,如"脚气酸疼肩井先,次寻三里阳陵泉;如是小肠连脐痛,先刺阴陵后涌泉"。谢天琪[2]综述了一些病证针刺取穴顺序规律。①据穴位属性:主配相合,先针主穴;原络相配,先原后络;俞募配合,分清病位,脏病先俞后募,腑病先募后俞(如治疗咳嗽时,同时取肺俞与中府,先针肺俞,后刺中府,而治疗胃痛,同时取胃俞与中脘,则先针中脘,后刺胃俞);远端局部,先远后近;特殊穴位,特殊顺序,如《针灸大成·长桑君天星秘诀歌》所载"脾病血气先合谷,后刺三阴交莫迟",后世提出先刺百会以升清、后取印堂以降浊,《素问·刺法论》提出泻法先刺阴经之井、后刺相表里的阳经之合的五行补泻的针刺先后顺序。②据疾病特点:阴阳盛虚,针分先后,如《灵枢·终始》所载"阴盛而阳虚,先补其阳,后泻其阴而和之;阴虚而阳盛,先补其阴,后泻其阳而和之",《灵枢·热病》所载"病先起于阳,后入于阴者,先取其阳,后取其阴,浮而取之";标本并存,刺各有异,如《素问·标本病传论》所载"病发而有余,本而标之,先治其本,后治其标;病发而不足,标而本之,先治其标,后治其本";病有先后,刺有先后;内外不同,分序而刺,即在临床实践中,病位在内者,先治内,先刺阴经、胸腹部或性质属阴的穴位,而病位在外者,先治外,先刺阳经、背腰部或性质属阳的穴位;特殊病证,特殊顺序,如由胃不和则卧不安引起的失眠,当先针之以和胃,后刺之以安神。③其他:按经气流注顺序、子午流注及灵龟八法等,来进行有顺序的针刺治疗;气机变化,如自下而上针,用以治疗气虚等;特殊刺法,如盘龙针法的针刺顺序则为从上到下,沿脊柱两旁的华佗夹脊穴,左右交错针刺。

切脉针灸根据以上相关的方法和规律,结合俞云多年临床实践,总结出了切脉针灸的针刺顺序。在反复临床运用中,切脉针灸针刺顺序首重切脉针灸第一针[3]。其具体应用如下:

1. 第一针针病所要穴,具有引领全身气血以达病所的作用。例如,肝癌患者右季胁下肿块,当先针刺病所,引领经气血气以达患处。再如,患处疼痛,宜在患处首针第一针,再根据病因配穴。

2. 第一针针病因要穴,具有治病求本的

作用。例如,患者因肝郁导致脾虚,出现双胁疼痛胀满、默默不欲食等症状,第一针当针太冲或期门,以疏肝解郁。

3. 第一针针脏腑要穴,具有疏通脏腑气血的作用。例如,患者脾虚湿盛而见纳差、便溏,第一针当针刺脾俞或章门,又或中脘。背俞穴乃脏腑之外应,章门乃脏会,中脘乃脾胃之所在。

4. 第一针针所病经络原穴,具有激发经络元气的作用。例如,肺经经气上逆而见咳嗽、哮喘,第一针当针刺手太阴肺经之太渊,以激发肺经经气,舒畅上逆之经气。

5. 第一针用缪刺法,具有交经导气作用。例如,身疼痛,先找准疼痛或最不舒适之处,再在身体对侧相应位置进行针刺治疗。

6. 第一针用透刺法,具有治疗表里的作用。例如,患者见表里经见证,如咳嗽而大便失禁,第一针当透刺手太阴肺经和手阳明大肠经,取列缺。

7. 急症首刺郄穴。例如,患者有宿疾,而见气脱,第一针当以治标为要,针刺百会以升提。

8. 疾有先后,先病当先刺。例如,患者先病外感、后见下利,当先治外感、再图下利,第一针应先针刺风池或肺俞等,以发散外邪。

9. 特殊作用的穴位当先刺。如戒烟时,第一针宜针列缺,因列缺为戒烟之特效穴。临床上第一针所用的穴位大多为特定穴,如郄穴、络穴、六总穴等往往作为第一针取穴治疗。例如:①内脏病:取背俞(补)募穴(泻);②单经病变:取五输穴;③气虚:取膻中、气海;④多经病变:取交会穴;⑤血证:取郄穴。

10. 特效穴。举例:失眠,取(手、耳)神门、三阴交;止咳穴,在桡侧腕掌侧远端横纹上 2~4 寸;心脏疾病(如胸闷心慌),取天池、乳根、膺窗。

切脉针灸临床还遵循其他取穴顺序:先上后下,先阳后阴;先补后泻;若同一穴位对称取穴,则遵循男左女右原则等。

(吴思雨)

参考文献

[1] 许继宗,乔宪春,李月明.由音律学角度看针灸针刺顺序的重要性[J].吉林中医药,2011,31(3):231-232.

[2] 谢天琪.略议腧穴针刺顺序[J].亚太传统医药,2016,12(23):65-66.

［3］俞云.切脉针灸：黄帝内经针法［M］.北京：人民卫生出版社，2013：92-93.

第四节 | 切脉针灸穴组命名规律

俞云切脉针灸的辨证选穴一般按照全身四部脉象、症状、疾病选取，临床上也需要结合经络、脏腑、阴阳虚实寒热表里等。因为切脉针灸治疗的大多是疑难杂症，选取的穴位往往 20~60 个不等，临床操作和记忆有一定的难度，特别是对于非针灸专业的医师来说就更为困难。基于这样的情况，俞云和弟子们将这些穴位按照部位、功能、分属脏腑、治疗症状、治疗目的等分成不同穴组并命名，方便记忆和临床运用，为临床带教带来了极大便利。但在多年运用过程中，由于不断临床实践，促使我们对一些穴组进行了修改，如腹四穴由之前的中脘、天枢、气海改成了中脘、天枢、关元。穴组的命名在不断言传过程中有不同表述，如头五穴可以称为头 5 穴或写成头五针等等，这些情况容易在临床造成一定混乱，这使我们越来越认识到对穴组进行规范命名的必要性。

一般每一个穴组需刺 3~6 针,我们约定针数用中文数字表示,单位用"穴"来表示。

1. 按部位来命名,如头五穴、胃五穴、腹四穴、脐四穴、脐小四穴等。

2. 按功能来命名,如补肾四穴、肝神四穴等。

3. 按分属脏腑来命名,如卵巢三穴等。

4. 按需要解决的症状来命名,如失眠四穴、肩痛四穴、咽痛四穴、腹痛四穴等。

5. 按照代表性穴位来命名,如阴陵泉三穴、足三里四穴、合谷三穴、血海三穴、丰隆三穴、条口六穴等。

6. 按照治疗目的来命名,可以是几个穴组的组合,如调经十三穴包含了腹四穴、卵巢三穴、肾四穴、子宫穴。

（肖　静）

第五节 | 取穴方法

穴位的取穴方法,一般可分为骨度分寸法、体表标志法、指寸法和经验取穴法等。下面分别介绍。

1. **经验取穴法**（即简易取穴法） 这是人们在长期实践中积累的取穴法。此法简便易行，如直立垂手，中指指端即为风市；两手虎口自然平直交叉，示指指端即为列缺；半握拳，以中指指尖切压在掌心的第1横纹上为劳宫等。血海的取穴充分体现这一取穴方法：坐位，屈膝90°；用左手掌心对准右膝盖骨（髌骨）上缘；第2~5指向上伸直，拇指与其余四指约呈45°斜置，拇指尖下，即为本穴。

2. **体表标志法** 根据人体的一些自身条件来定穴的一种方法。体表标志分为固定标志和活动标志两类。以体表某些标志如五官、毛发、指甲、乳头、脐，或关节、肌肉等活动时产生的孔隙、凹陷等作为依据，去找穴位，这样的取穴方法就是体表标志法。通常用此法取穴的穴位，如印堂在两眉中间，膻中在两乳头水平连线中点，而取耳门、听宫、听会等应张口。常用的阴陵泉取穴：正坐屈膝或仰卧位；用拇指沿胫骨内缘由下往上推，至拇指抵膝关节时，在胫骨向上弯曲处可触及一凹陷，即为本穴。

3. **骨度分寸法** 骨度分寸法又称骨度

法,即以骨节为主要标志测量周身各部的大小、长短,并依其尺寸按比例折算作为定穴的标准。但分部折寸的尺度应以患者本人的身材为依据,如把腕横纹至肘横纹之间作 12寸,腋横纹至肘横纹作 9 寸,前发际至后发际作 12 寸等。(图 1-6)

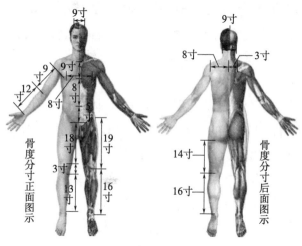

图 1-6　骨度分寸图例

4. **指寸法**　本法是在骨度分寸法和体表标志法的基础上,以被取穴者本人的手指作测量标准来找穴位的一种方法。比较多用的有拇指同身寸,即以被取穴者拇指的指间关节的宽度作为 1 寸;还有横指同身寸,即被

取穴者示指、中指、环指、小指四指相并,以中指第 2 节横纹处为准,量取四横指为 3 寸。(图 1-7)

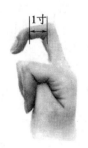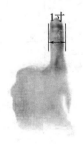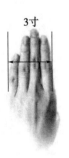

图 1-7　指寸

（俞　云）

附:常用穴的取穴法

◆　中　府　◆

定位:在前胸部,横平第 1 肋间隙,锁骨下窝外侧,前正中线旁开 6 寸。(图 1-8)

◆　肩　髃　◆

定位:在肩带部,肩峰外侧缘前端与肱骨大结节两骨间凹陷中。

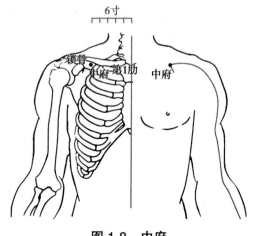

图 1-8 中府

简便取穴:屈臂外展,肩峰外侧缘呈现前后 2 个凹陷,前下方的凹陷即是本穴。(图 1-9~ 图 1-11)

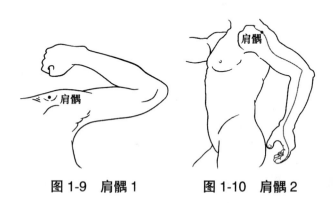

图 1-9 肩髃 1　　　　**图 1-10 肩髃 2**

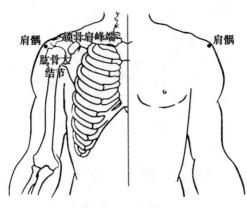

图 1-11 肩髃 3

◆ 列 缺 ◆

定位:在前臂外侧,腕掌侧远端横纹上 1.5 寸,拇短伸肌腱和拇长展肌腱之间,拇长展肌腱沟的凹陷中。

简便取穴:两手虎口自然平直交叉,一手示指按在另一手桡骨茎突上,指尖下的凹陷中是穴。(图 1-12,图 1-13)

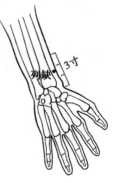

图 1-12 列缺 1

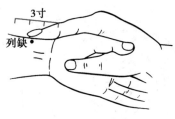

图 1-13 列缺 2

◆ 迎 香 ◆

定位：在面部，鼻翼外缘中点旁，鼻唇沟中。（图 1-14）

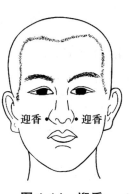

图 1-14 迎香

◆ 太 渊 ◆

定位：在腕前外侧，腕掌侧远端横纹桡侧，桡动脉搏动处。（图 1-15）

◆ 鱼 际 ◆

定位:在手掌,第1掌骨桡侧中点赤白肉际处。(图1-15)

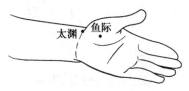

图1-15 太渊、鱼际

◆ 颊 车 ◆

定位:在面部,下颌角前上方1横指(中指),闭口咬紧牙时咬肌隆起,放松时按之有凹陷处。(图1-16)

◆ 下 关 ◆

定位:在面部,颧弓下缘中央与下颌切迹之间凹陷中,合口有孔,张口即闭。(图1-16)

◆ 合 谷 三 穴 ◆

三间 + 合谷 + 第1、2掌骨骨缝间。

三间:在手背,第2掌指关节桡侧近端凹陷中。

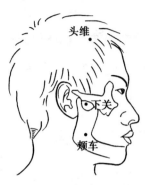

图 1-16 颊车、下关

合谷：在手背，第1、2掌骨间，约平第2掌骨桡侧的中点。

简便取穴：以一手拇指指间关节横纹，放在另一手拇、示指之间的指蹼上，当拇指尖下是穴（合谷）。（图1-17，图1-18）

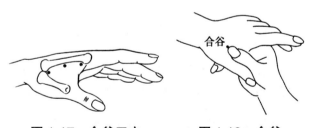

图 1-17 合谷三穴　　　　图 1-18 合谷

◆ 承　泣 ◆

定位：在面部，眼球与眶下缘之间，瞳孔

直下。(图1-19)

◆ 地 仓 ◆

定位:在面部,口角旁开0.4寸。(图1-19)

◆ 曲 池 ◆

定位:在肘外侧,尺泽与肱骨外上髁连线的中点处。

简便取穴:屈肘成直角,肘弯横纹尽头处。(图1-20)

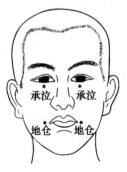

图1-19 承泣、地仓

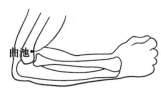

图1-20 曲池

◆ 人 迎 ◆

定位:在颈前部,横平甲状软骨上缘(约相当于喉结处),胸锁乳突肌前缘,颈总动脉搏动处。(图1-21,图1-22)

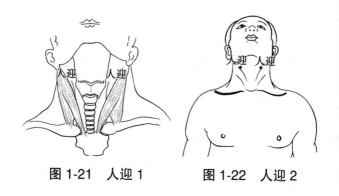

图 1-21 人迎 1　　　图 1-22 人迎 2

◆ 伏 兔 ◆

定位:在股前外侧,髌底上 6 寸,髂前上棘与髌底外侧端的连线上。

简便取穴:屈膝 90°,手指并拢压腿上,腕掌横纹按在髌骨上缘中点,中指尖端处即是。(图 1-23,图 1-24)

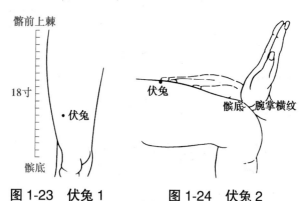

图 1-23 伏兔 1　　　图 1-24 伏兔 2

◆ 髀 关 ◆

定位:在股前侧,股直肌近端、缝匠肌与阔筋膜张肌 3 条肌肉之间凹陷中。(图 1-25,图 1-26)

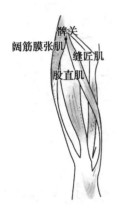

阔筋膜张肌
髀关
缝匠肌
股直肌

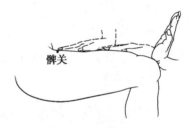

髀关

图 1-25　髀关 1　　　　图 1-26　髀关 2

◆ 犊 鼻 ◆

定位:在膝前侧,髌韧带外侧凹陷中。(图 1-27,图 1-28)

◆ 足 三 里 ◆

定位:在小腿外侧,犊鼻下 3 寸,胫骨前嵴外 1 横指处,犊鼻与解溪连线上。(图 1-27,

图 1-28）

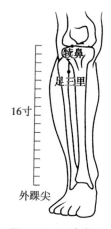
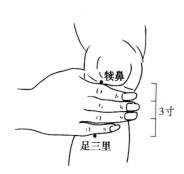

图 1-27　犊鼻、　　图 1-28　犊鼻、足三里 2
　　　足三里 1

◆ 丰 隆 ◆

定位：在小腿外侧，外踝尖上 8 寸，胫骨前肌的外缘，条口外侧 1 横指处。（图 1-29）

◆ 阴 陵 泉 ◆

定位：在小腿内侧，由胫骨内侧髁下缘与胫骨内侧缘形成的凹陷中。（图 1-30）

◆ 大 都 ◆

定位：在足趾，第 1 跖趾关节远端赤白肉

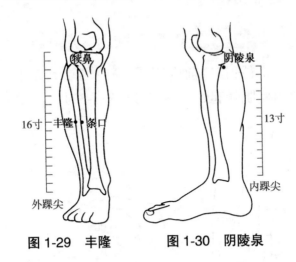

图 1-29 丰隆　　　图 1-30 阴陵泉

际凹陷中。(图 1-31)

◆ 太　白 ◆

定位:在足趾,第 1 跖趾关节近端赤白肉际凹陷中。(图 1-31)

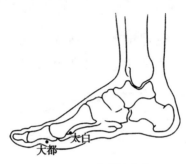

图 1-31 大都、太白

◆ 血 海 ◆

定位：在股前内侧，髌底内侧端上 2 寸，股内侧肌隆起处。（图 1-32，图 1-33）

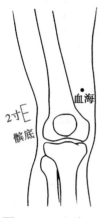

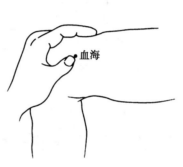

图 1-32 血海 1　　　图 1-33 血海 2

◆ 解 溪 ◆

定位：在踝前侧，踝关节前面中央凹陷中，踇长伸肌腱与趾长伸肌腱之间。（图 1-34）

◆ 公 孙 ◆

定位：在足内侧，第 1 跖骨底前下缘赤白肉际处。（图 1-35）

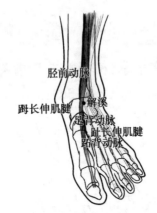

图 1-34 解溪

- 胫前动脉
- 姆长伸肌腱
- 解溪
- 足背动脉
- 趾长伸肌腱
- 跖背动脉

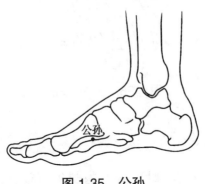

图 1-35 公孙

- 公孙

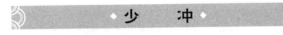

◆ 少　　冲 ◆

定位：在手指，小指末节桡侧，指甲根角侧上方 0.1 寸（指寸）。（图 1-36）

◆ 少 府 ◆

定位：在手掌，横平第 5 掌指关节近端，第 4、5 掌骨之间。（图 1-36）

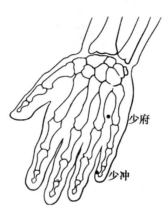

少府

少冲

图 1-36 少冲、少府

◆ 太 溪 ◆

定位：在踝后内侧，内踝尖与跟腱之间的凹陷中。（图 1-37）

◆ 照 海 ◆

定位：在足内侧，内踝尖下 1 寸，内踝下缘边际凹陷中。（图 1-37）

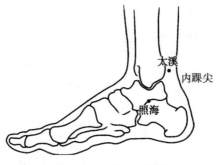

图 1-37　太溪、照海

◆　涌　　泉　◆

定位:在足底,屈足卷趾时足心最凹陷中;约当足底第 2、3 趾蹼缘与足跟连线前 1/3 与后 2/3 交点凹陷中。(图 1-38)

◆　后　　溪　◆

定位:在手背,第 5 掌指关节尺侧近端赤白肉际凹陷中。(图 1-39)

◆　听　　宫　◆

定位:在面部,耳屏正中与下颌骨髁突之间的凹陷中。(图 1-40)

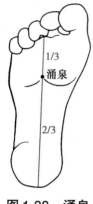

图 1-38　涌泉

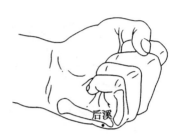

图 1-39　后溪

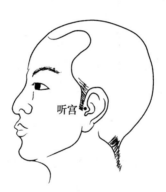

图 1-40　听宫

◆　内　　关　◆

定位：在前臂前侧，腕掌侧远端横纹上 2寸，掌长肌腱与桡侧腕屈肌腱之间。（图 1-41）

◆ 大　陵 ◆

定位:在腕前侧,腕掌侧远端横纹中,掌长肌腱与桡侧腕屈肌腱之间。(图1-41)

◆ 劳　宫 ◆

定位:在手掌,横平第3掌指关节近端,第2、3掌骨之间偏于第3掌骨处。(图1-42)

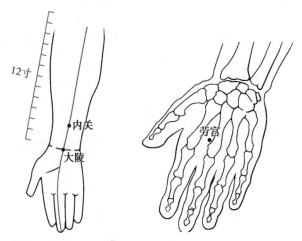

图1-41　内关、大陵　　　图1-42　劳宫

◆ 养　老 ◆

定位:在前臂后侧,腕背横纹上1寸,尺骨头桡侧凹陷中。(图1-43)

◆　委　　中　◆　

定位：在膝后侧，腘横纹中点。（图1-44）

◆　委　　阳　◆

定位：在膝后外侧，腘横纹上，股二头肌腱的内侧缘。（图1-44）

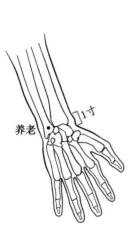

图1-43　养老

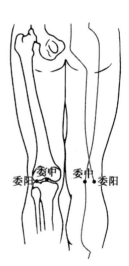

图1-44　委中、委阳

　◆　阳　　池　◆　

定位：在腕后侧，腕背侧远端横纹上，指伸肌腱的尺侧缘凹陷中。（图1-45）

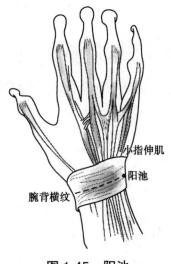

图1-45 阳池

◆ 昆 仑 ◆

定位:在踝后外侧,外踝尖与跟腱之间的凹陷中。(图1-46)

◆ 申 脉 ◆

定位:在足外侧,外踝尖直下,外踝下缘与跟骨之间凹陷中。(图1-46)

◆ 角 孙 ◆

定位:在头部,耳尖正对发际处。(图

1-47）

◆ 耳 门 ◆

定位：在面部，耳屏上切迹与下颌骨髁突之间的凹陷中。（图 1-47）

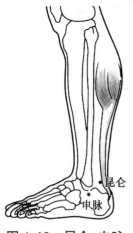

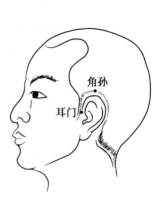

图 1-46 昆仑、申脉　　图 1-47 角孙、耳门

◆ 天 井 ◆

定位：在肘后侧，尺骨鹰嘴尖上 1 寸凹陷中。（图 1-48）

◆ 臑 会 ◆

定位：在臂后侧，肩峰角下 3 寸，三角肌

下后缘。(图 1-48)

◆ 肩 髃 ◆

定位：在肩带部，肩峰角与肱骨大结节两骨凹陷中。

简便取穴：屈臂外展，肩峰外侧缘呈现前后 2 个凹陷，后下方凹陷即是本穴。(图 1-48，图 1-49)

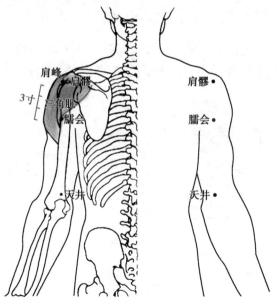

图 1-48 天井、臑会、肩髃

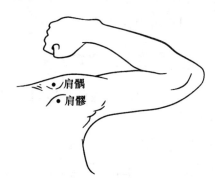

图 1-49 肩髃、肩髎

◆ **环 跳** ◆

定位：在臀部，股骨大转子最凸点与骶管裂孔连线的外 1/3 与内 2/3 交点处。（图 1-50）

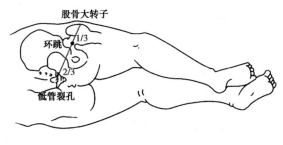

图 1-50 环跳

◆ **翳 风** ◆

定位：在颈部，耳垂后方，乳突下端前方凹陷中。（图 1-51）

◆ 瞳 子 髎 ◆

定位:在头部,目外眦外侧0.5寸凹陷中。
(图1-51)

◆ 听 会 ◆

定位:在面部,耳屏间切迹与下颌骨髁突
之间的凹陷中。(图1-51)

◆ 阳 陵 泉 ◆

定位:在小腿外侧,腓骨头前下方凹陷
中。(图1-52)

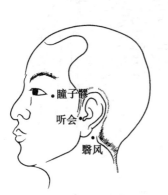

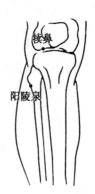

图1-51 翳风、瞳子髎、听会　　图1-52 阳陵泉

◆ 风 池 ◆

定位:在项部,枕骨之下,胸锁乳突肌上端与斜方肌上端之间的凹陷中。(图 1-53)

◆ 肩 井 ◆

定位:在颈后部,第 7 颈椎棘突与肩峰最外侧点连线的中点处。(图 1-53)

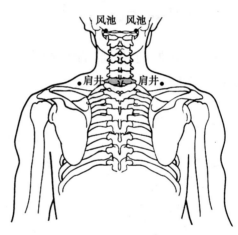

图 1-53 风池、肩井

◆ 京 门 ◆

定位:在侧腹部,当第 12 肋骨游离端的下际。(图 1-54)

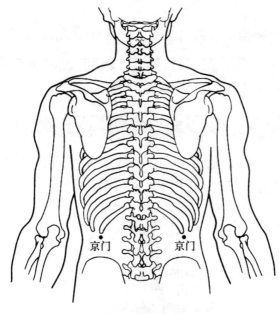

图 1-54 京门

◆ 丘　墟 ◆

定位：在踝前外侧，外踝的前下方，趾长伸肌腱的外侧凹陷中。（图 1-55）

◆ 足　临　泣 ◆

定位：在足背，第 4、5 跖骨底结合部的前方，第 5 趾长伸肌腱外侧凹陷中。（图 1-55）

◆ 侠 溪 ◆

定位：在足背，第 4、5 趾间，趾蹼缘后方赤白肉际处。（图 1-55）

◆ 足 窍 阴 ◆

定位：在足趾，第 4 趾末节外侧，趾甲根角侧后方 0.1 寸（指寸）。（图 1-55）

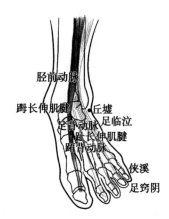

图 1-55　丘墟、足临泣、侠溪、足窍阴

◆ 风 市 ◆

定位：在股外侧，腘横纹上 9 寸。直立垂手，掌心贴于大腿时，中指尖所指凹陷中，髂胫束后缘。（图 1-56，图 1-57）

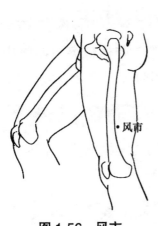

图 1-56 风市　　　　图 1-57 风市

◆ 大 椎 ◆

定位:在颈后部,第 7 颈椎棘突下凹陷中,后正中线上。(图 1-58)

◆ 陶 道 ◆

定位:在背部,第 1 胸椎棘突下凹陷中,后正中线上。(图 1-58)

◆ 身 柱 ◆

定位:在背部,第 3 胸椎棘突下凹陷中,后正中线上。(图 1-58)

◆ 至 阳 ◆

定位:在背部,第7胸椎棘突下凹陷中,后正中线上。(图1-58)

◆ 命 门 ◆

定位:在腰部,第2腰椎棘突下凹陷中,后正中线上。(图1-58)

◆ 腰 阳 关 ◆

定位:在腰部,第4腰椎棘突下凹陷中,后正中线上。(图1-58)

◆ 定 喘 ◆

定位:在颈后部,横平第7颈椎棘突下,后正中线旁开0.5寸。(图1-59)

◆ 夹 脊 ◆

定位:在背腰部,第1胸椎至第5腰椎棘突下两侧,后正中线旁开0.5寸,一侧共17穴。(图1-59)

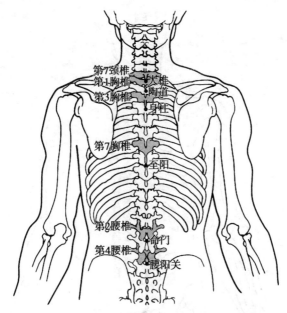

图 1-58　大椎、陶道、身柱、至阳、命门、腰阳关

图中标注：第7颈椎、第1胸椎、第3胸椎、第7胸椎、第2腰椎、第4腰椎、大椎、陶道、身柱、至阳、命门、腰阳关

◆ 四 神 聪 ◆

定位:在头部,百会前后左右各旁开1寸,共4穴。(图1-60)

◆ 鱼 腰 ◆

定位:在头部,瞳孔直上,眉毛中。(图1-61)

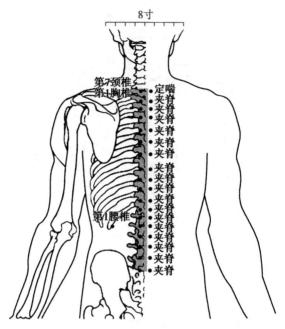

图 1-59 定喘、夹脊

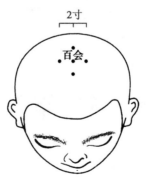

图 1-60 四神聪

◆ 太 阳 ◆

定位:在头部,当眉梢与目外眦之间,向后约 1 横指的凹陷中。(图 1-61)

◆ 印 堂 ◆

定位:在头部,两眉毛内侧端中间的凹陷中。(图 1-61)

◆ 承 浆 ◆

定位:在面部,颏唇沟的正中凹陷处。(图 1-61)

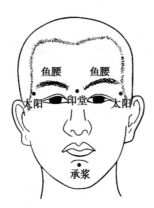

图 1-61 鱼腰、太阳、印堂、承浆

◆ 天 突 ◆

定位:在颈前部,胸骨上窝中央,前正中线上。(图 1-62)

◆ 廉 泉 ◆

定位:在颈前部,甲状软骨上缘(约相当于喉结处)上方,舌骨上缘凹陷中,前正中线上。(图 1-62)

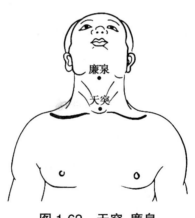

图 1-62 天突、廉泉

◆ 金津、玉液 ◆

定位:在口腔内,舌下系带的静脉上,左侧为金津,右侧为玉液。(图 1-63)

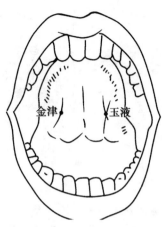

图 1-63　金津、玉液

第六节　进针手法

切脉针灸常用的手法为单手进针或特制进针器进针。单手进针指运用刺手将针刺入穴位、直至所需深度的方法,操作简便,适用于全身大部分穴位。切脉针灸进针器为安装弹簧的特制进针器,可自行调节弹簧力度而控制进针深浅;此法进针时,患者疼痛程度大为降低,临床易于推广,医者也易于掌握和操作。此外,特殊部位可使用提捏进针法,如印堂。(图 1-64,图 1-65)

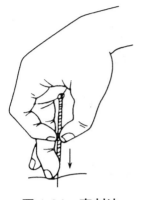

图 1-64　直刺法

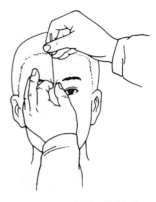

图 1-65　提捏进针法

其中,进针器(自创并拥有专利的俞云切脉针灸进针器)进针快速、几乎无痛,为切脉针灸首选,不强求酸麻胀痛的针感,而以脉象增强、有力等改变为得气指标,在治疗过程中通过切脉可以动态地观察临床效果,对患者病情的转变心中有数。此外,不采用手法,不增加患者额外的痛苦,采用静卧留针法,并辅以红外线治疗仪照射腹部,以达到一定温通防寒的效果,嘱患者静卧休息,让患者舒舒服服治病,即使是畏惧针灸的敏感型患者也可接受。

在针刺过程中,掌握正确的针刺方向、角度和深度,是确保腧穴深层次定位正确的基础,也是提高疗效、防止意外的关键。首先可依据腧穴部位定方向。俞云认为,人体气机左升右降,若调理下部脉象,可遵循此原理,即刺右时针尖朝下,刺左时针尖朝上。再次依治疗所需定方向。针刺时针尖朝向病所,通过气至病所,以提高治疗效果。

根据腧穴所在位置和医者针刺时所要达到的目的而确定进针角度,一般分为 3 种。首先是直刺,针身与皮肤表面呈 90°,适用于人体大部分腧穴;其次是斜刺,针身与皮肤表面呈 45° 左右,适用于肌肉浅薄处,或内有重要脏器、不宜直刺深刺的腧穴,如胸部穴位;最后是平刺,针身与皮肤表面呈 15° 左右,适用于皮薄肉少部位的腧穴,如头部、胸胁部、骨骼表面的腧穴等。针刺深度的确定需结合腧穴所在部位,以安全取得针感为原则,如颈部天突需平刺针尖向下,紧靠胸骨柄后方刺入 1~1.5 寸,以防刺伤肺和有关动静脉;足踝部照海在骨骼表面,需浅刺 0.5~0.8 寸。此外,临床上还需结合患者的体质、年龄、病情等情况来调整针刺深度。(图 1-66)

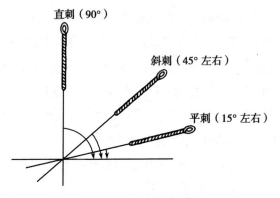

图 1-66 进针角度

第二章 | 切脉针灸穴组

切脉针灸通过切脉了解人体整体上下阴阳的变化,结合辨病、对症选择穴位针刺治病,有效地克服了针刺治疗的盲目性。切脉针灸穴位的选取在《黄帝内经》强调以切脉为指导的基础上结合了现代针灸各家学说取穴方法,目的在于调整上下阴阳、对病对症治疗,以期达到阴平阳秘。基于患者个体差异较大、穴位的选取各不相同,俞云及弟子们将穴位归纳为相应的穴组,方便大家学习记忆和掌握。

第一节 | 整体上下阴阳调整取穴

阴阳五行是中医理论中的核心,是解释一切生理病理现象的依据。针灸治疗要得到满意的疗效,也必须掌握阴阳五行。在中医学中,人体的生理活动,疾病的发生、发展,亦不出阴阳变化的道理,因此,阴阳学说是中医的基础理论之一,构成了中医学理论体系的基本框架,可指导辨证与治疗,在针灸上也是如此。

《素问·阴阳应象大论》曰:"善诊者,察色按脉,先别阴阳。"正常情况下,人体阴阳保持相对平衡,若平衡遭到破坏,就会有偏盛偏衰的病理表现。病在表,属热、属实者为阳;病在里,属寒、属虚者为阴。阴阳是八纲辨证的总纲。脏腑中,脏为阴,腑为阳;背为阳,腹为阴等。《灵枢·根结》曰:"用针之要,在于知调阴与阳。"故针灸治病的关键就是调节阴阳,使阴阳平衡。"阴平阳秘,精神乃治",因此调节阴阳是针灸治病的基本原则。

切脉针灸是中医学的组成部分,其治疗思想亦如中医学一样是整体观,不完全针对病,更重要的是针对人,将人体看做一个整体,通过切脉针灸调节人体阴阳平衡。通过切人迎脉、寸口脉、冲阳脉、太溪脉的脉象变化来了解人体上阳、上阴、下阳、下阴的虚实变化。人迎脉弱选用头五穴、胃五穴等来增强人迎脉。寸口脉不足选用太渊、内关。冲阳脉不足常用足三里四穴、伏兔三穴、丰隆三穴等。太溪脉不足常用补肾四穴、阴陵泉三穴、血海三穴、脐小四穴等。

一、调整上阳

头五穴：百会 + 四神聪（图 2-1）。

百会：在头部，前发际正中直上 5 寸，或头顶正中线与两耳尖连线的交点处。

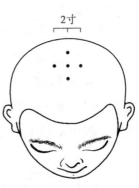

图 2-1　头五穴

四神聪：在头部，百会前后左右各 1 寸，共 4 个穴位。

[**作用**] 用于升提阳气，调整人迎脉，通中脉。

[**主治病证**] 阳气不足所表现的虚弱、疲倦、嗜睡、畏寒等症状，以及中风、头痛、脱发、运动障碍、智力障碍、健忘、生长发育迟缓、瘫痪等疾病。

胃五穴：上脘 + 中脘 + 下脘 + 双梁门（图 2-2）。

上脘：在上腹部，前正中线上，当脐中上 5 寸。

中脘：在上腹部，前正中线上，当脐中上

4寸。

下脘:在上腹部,前正中线上,当脐中上2寸。

梁门:在上腹部,当脐中上4寸,前正中线旁开2寸。

[**作用**]升提脾胃阳气、输转中焦气机、健脾益气、调补中焦。

[**主治病证**]疲倦乏力、畏寒怕冷等阳虚症状,以及胃痛、腹胀、食少纳呆、呕吐、吞酸、呃逆、腹泻等脾胃病证。

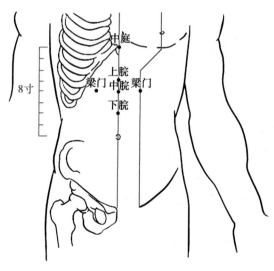

图 2-2　胃五穴

二、调整上阴

太渊 + 内关

太渊：在腕前外侧，腕掌侧远端横纹桡侧，桡动脉搏动处。（图 2-3）

内关：在前臂前侧，腕掌侧远端横纹上 2 寸，掌长肌腱与桡侧腕屈肌腱之间。（图 2-3）

[**作用**] 调整上部阴气。

[**主治病证**] 阴虚所致低热、手足心热、潮热、盗汗、口干、失眠等症状，咳嗽气喘等肺系疾病，以及心痛、胸闷、心律失常等心疾。亦可治疗郁证等。

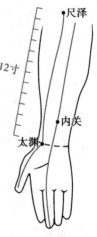

图 2-3 太渊、内关

三、调整下阳

足三里四穴：足三里 + 阳陵泉 + 上巨虚 + 下巨虚（图 2-4）。

足三里：在小腿外侧，当犊鼻下 3 寸，距胫骨前缘 1 横指。

阳陵泉：在小腿外侧，当腓骨头前下方凹

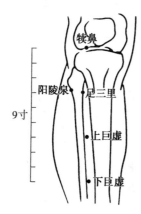

图 2-4　足三里四穴

陷中。

上巨虚:在小腿外侧,当犊鼻下 6 寸,距胫骨前缘 1 横指。

下巨虚:在小腿外侧,当犊鼻下 9 寸,距胫骨前缘 1 横指。

[**作用**] 调冲阳脉,增强下部阳气,调节胃肠功能。

[**主治病证**] 阳气不足所致虚弱、疲倦、嗜睡、畏寒等症状,纳呆食少、胃痛、呕吐、腹泻、便秘等胃肠病证,以及虚劳诸证。

伏兔三穴:伏兔 + 伏兔上 3 寸 + 伏兔上 6 寸 (图 2-5)。

伏兔:在股前外侧,当髂前上棘与髌底外侧端的连线上,髌底上 6 寸。

[**作用**] 补下肢阳气,加强冲阳脉。

[**主治病证**] 阳气不足所致虚弱、疲倦、嗜睡、畏

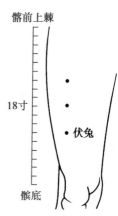

图 2-5　伏兔三穴

寒等症状,以及下肢痿痹、腰痛、膝冷等腰及下肢病证。

丰隆三穴:丰隆 + 丰隆上下各 4 寸(图 2-6)。

丰隆:在小腿外侧,当外踝尖上 8 寸,条口外,距胫骨前缘 2 横指(中指)。

[**作用**]调整下阳,化痰结。

[**主治病证**]阳气不足所致虚弱、疲倦、嗜睡、畏寒等症状,以及痰饮停留所致咳嗽痰多、下肢痿痹、头痛、眩晕、癫狂等病证。

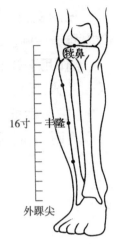

图 2-6 丰隆三穴

四、调整下阴

补肾四穴:照海、复溜、太溪、三阴交(图 2-7)。

照海:在足内侧,内踝尖下 1 寸,内踝下缘边际凹陷中。

复溜:在小腿后内侧,内踝尖上 2 寸,跟腱的前缘。

太溪:在踝后内侧,内踝后方,当内踝尖与跟腱之间的凹陷中。

三阴交：在小腿内侧，内踝尖上 3 寸，胫骨内侧缘后际。

［**作用**］补益肾阴，调整脾肾经气血，增强太溪脉，提高机体免疫功能。

［**主治病证**］脾肾不足所致潮热、盗汗、月经不调、崩漏、腹泻等。

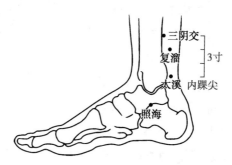

图 2-7　补肾四穴

阴陵泉三穴：阴陵泉＋阴陵泉下 1.5 寸＋阴陵泉下 0.5 寸向内靠胫骨骨边 0.5 寸（图 2-8）。

阴陵泉：在小腿内侧，当胫骨内侧髁下缘与胫骨内侧缘之间的凹陷中。或小腿前后缘之中点处取穴。

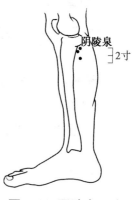

图 2-8　阴陵泉三穴

[作用] 调补肾阴,调太溪脉。

[**主治病证**] 腰酸、脱发、五心烦热、遗精等阴虚之象,小便不利等泌尿系疾病,腹胀、腹泻等胃肠疾病。

血海三穴:血海 + 血海上 2 寸 + 血海上 4 寸(图 2-9)。

血海:在股前内侧,髌底内侧端上 2 寸,当股内侧肌隆起处。

[作用] 调整下阴,同时活血、补血。

[**主治病证**] 腰酸、脱发、五心烦热、遗精等阴虚之象;亦可治疗瘾疹、湿疹、丹毒等血热性皮肤病,月经不调等妇科病。

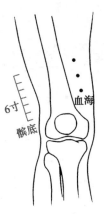

图 2-9 血海三穴

(刘丽华)

第二节 辨病取穴

一、头面部疾病

（一）头面部常用穴组

头五穴：百会＋四神聪（图 2-10）。

百会：在头部，当前发际正中直上 5 寸，或头顶正中线与两耳尖连线交点处。

四神聪：在头部，百会前后左右各 1 寸，共 4 个穴位。

［作用］用于升提阳气，调整人迎脉，通中脉。

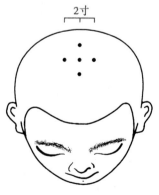

图 2-10 头五穴

[**主治病证**] 阳气不足所致虚弱、疲倦、嗜睡、畏寒等症状,以及中风、头痛、脱发、运动障碍、智力障碍、健忘、生长发育迟缓、瘫痪等疾病。

智三穴:神庭 + 双侧本神(图 2-11)。

神庭:在头部,当前发际正中直上 0.5 寸。

本神:在头部,当前发际上 0.5 寸,头正中线旁开 3 寸。神庭与头维弧形连线的内 2/3 与外 1/3 交点处。

[**作用**] 健脑益聪,化瘀通络。

[**主治病证**] 运动障碍、偏瘫、智力障碍。

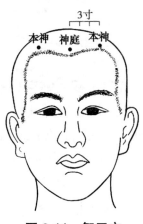

图 2-11 智三穴

颞三穴:耳尖直上发际上 2 寸为第一穴,

在第一穴水平向前向后各旁开 1 寸为第二、第三穴。(图 2-12)

[**作用**] 醒脑调神,化瘀通络。

[**主治病证**] 偏瘫、言语不利。

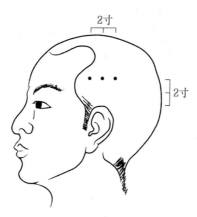

图 2-12 颞三穴

枕三穴:脑户 + 双侧脑空(图 2-13)。

脑户:在头部,后发际正中直上 2.5 寸,风府上 1.5 寸,枕外隆凸的上缘凹陷中。

脑空:在头部,当枕外隆凸上缘外侧,头正中线旁开 2.25 寸,平脑户。

[**作用**] 健脑益聪,化瘀通络。

[**主治病证**] 共济失调、脑瘫、智力障碍、视力障碍。

（二）脑癌、脑瘤、痴呆、生长发育迟缓

头十四穴：头五穴＋智三穴＋颞三穴＋枕三穴（图 2-10~ 图 2-13）。

［作用］健脑益聪，化瘀通络。

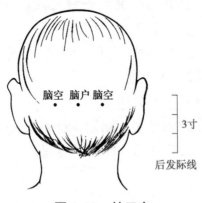

图 2-13 枕三穴

［**主治病证**］头痛、脱发、运动障碍、智力障碍、生长发育迟缓、中风、瘫痪等。

绝骨六穴：绝骨（即悬钟）、绝骨上 2 寸、绝骨上 4 寸，各穴向前 1 寸（图 2-14）。

绝骨：在小腿外侧，

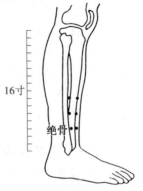

图 2-14 绝骨六穴

当外踝尖上 3 寸,腓骨前缘。

［**作用**］补髓养精,强筋壮骨。

［**主治病证**］心腹胀满、胃中热、筋骨挛痛、中风手足不遂、骨瘤(骨肉瘤、骨转移瘤)等。

小脑瘤三穴:又名长强三穴(长强、长强上 1 寸、长强上 2 寸,图 2-15)。

长强:在会阴部,尾骨下方,当尾骨端与肛门连线的中点处。

［**作用**］温督通络。

［**主治病证**］小脑瘤,腹泻、便秘、痔疮等肠腑病证,腰脊以及骶尾部疼痛。

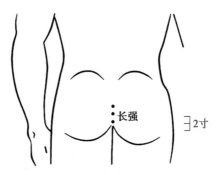

图 2-15 小脑瘤三穴(长强三穴)

(三)垂体腺瘤

小四神聪:百会前后左右各旁开 0.5 寸(图 2-16)。

［**作用**］助升阳益气。

［**主治病证**］垂体腺瘤。

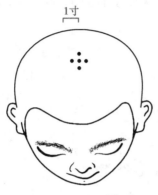

图2-16 小四神聪

(四) 耳部疾病

耳五穴：听宫＋听会＋完骨＋耳门＋外关(图2-17)。

听宫：在面部，耳屏正中与下颌骨髁突之间的凹陷中。

听会：在面部，耳屏间切迹与下颌骨髁突之间的凹陷中。

完骨：在颈部，耳后乳突的后下方凹陷中。

耳门：在面部，耳屏上切迹与下颌骨髁突之间的凹陷中。

外关：在前臂后侧，腕背侧远端横纹上2

寸,尺骨与桡骨间隙中点。

[作用] 疏通耳窍。

[主治病证] 各种耳部疾病,如耳鸣、耳聋等。

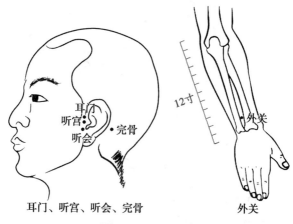

耳门、听宫、听会、完骨   外关

图 2-17　耳五穴

二、颈部疾病

(一)咽炎、咳嗽等

咽四穴:印堂上 1 寸 + 天突 + 合谷靠骨边 + 手三四指之间上 0.5 寸(图 2-18)。

印堂:在头部,两眉毛内侧端中间的凹陷中。

天突:仰靠坐位。在颈前部,当前正中线上,胸骨上窝中央。

合谷:在手背,第 1、2 掌骨间,约平第 2 掌骨桡侧的中点。

[**作用**]化痰利咽。

[**主治病证**]梅核气、咽喉肿痛、哮喘、咳嗽、暴喑、噎膈等。

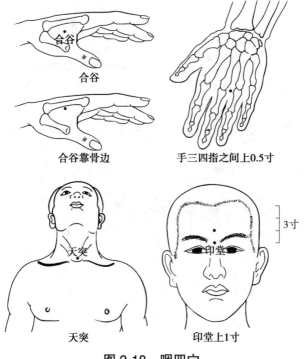

合谷

合谷靠骨边

手三四指之间上0.5寸

3寸

天突

印堂

天突

印堂上1寸

图 2-18 咽四穴

咳痰四穴:天突 + 中脘 + 丰隆 + 止咳穴 (图 2-19)。

天突:仰靠坐位。在颈前部,当前正中线上,胸骨上窝中央。

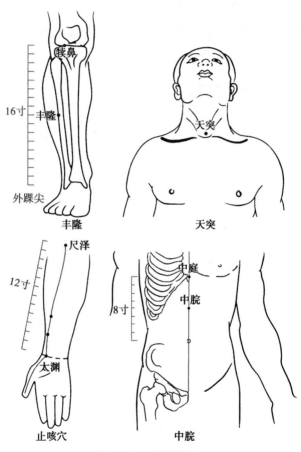

图 2-19 咳痰四穴

中脘:在上腹部,前正中线上,当脐中上4寸。

丰隆：在小腿外侧，当外踝尖上 8 寸，条口外，距胫骨前缘 2 横指（中指）。

止咳穴：在前臂桡侧，腕掌侧远端横纹上 2~4 寸。

［作用］化痰通络。

［主治病证］咳嗽、痰多、气喘、胸闷等。

（二）甲状腺癌

甲状腺七穴：廉泉＋天突＋止呕＋人迎（双）＋上下巨虚（单）（图 2-20）。

廉泉：仰靠坐位。在颈前部，当前正中线上，甲状软骨上缘（约相当于喉结处）上方，舌骨上缘凹陷中。

天突：仰靠坐位。在颈前部，当前正中线上，胸骨上窝中央。

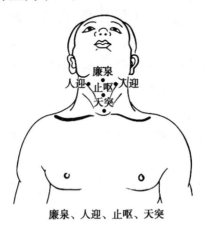

廉泉、人迎、止呕、天突

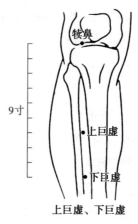

图 2-20 甲状腺七穴

止呕:廉泉与天突连线中点。

人迎:在颈前部,横平甲状软骨上缘(约相当于喉结处),当胸锁乳突肌前缘,颈总动脉搏动处。

上巨虚:在小腿外侧,当犊鼻下 6 寸,距胫骨前缘 1 横指。

下巨虚:在小腿外侧,当犊鼻下 9 寸,距胫骨前缘 1 横指。

[作用]调整颈部气血,散结消肿。

[主治病证]瘿气、瘰疬等颈部疾病,舌强、言语謇涩等舌咽部病证。

颈瘰五穴(曲池五穴):曲池 + 曲池上分别 1.5 寸、3 寸、4.5 寸、6 寸处(图 2-21)。

曲池：在肘外侧，当尺泽与肱骨外上髁连线的中点处。

［**作用**］泄热祛风。

［**主治病证**］颈部淋巴结炎、淋巴结转移及其他颈部肿瘤。

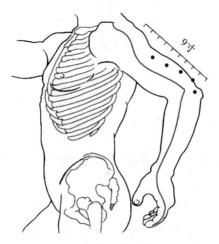

图 2-21　颈瘰五穴（曲池五穴）

绝骨六穴：绝骨（即悬钟）、绝骨上 2 寸、绝骨上 4 寸，各穴向前 1 寸（图 2-22）。

绝骨：在小腿外侧，当外踝尖上 3 寸，腓骨前缘。

［**作用**］补髓养精，强筋壮骨。

［**主治病证**］心腹胀满、胃中热、筋骨挛

痛、中风手足不遂、骨瘤（骨肉瘤、骨转移瘤）等。

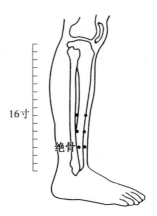

图 2-22　绝骨六穴

甲状腺穴：廉泉与天突中点左右各 1 寸（图 2-23）。

廉泉：仰靠坐位。在颈前部，当前正中线上，甲状软骨上缘（约相当于喉结处）上方，舌骨上缘凹陷中。

天突：仰靠坐位。在颈前部，当前正中线上，胸骨上窝中央。

[**作用**] 调整颈部气血，散结消肿，疏利局部经络。

[**主治病证**] 瘿气、瘰疬等颈部疾病，头晕、头痛、嗜睡等上阳虚证候。

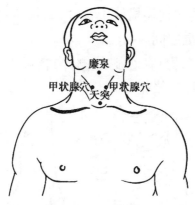

图 2-23　甲状腺穴

(三) 食管癌

食管七穴:天鼎 + 止呕 + 巨阙 + 上脘 + 中脘 + 内关 + 足三里(图 2-24)。

天鼎:在颈前部,胸锁乳突肌后缘,当喉结旁,扶突与缺盆连线中点。

止呕:廉泉与天突连线中点。

巨阙:在上腹部,前正中线上,当脐中上6寸。

上脘:在上腹部,前正中线上,当脐中上5寸。

中脘:在上腹部,前正中线上,当脐中上4寸。

内关:在前臂前侧,当曲泽与大陵连线上,腕掌侧远端横纹上 2 寸,掌长肌腱与桡侧腕屈肌腱之间。

足三里:在小腿外侧,当犊鼻下 3 寸,距胫骨前缘 1 横指。

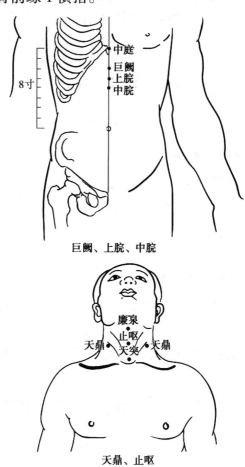

中庭
巨阙
上脘
中脘

8寸

巨阙、上脘、中脘

廉泉
止呕
天鼎 天突 天鼎

天鼎、止呕

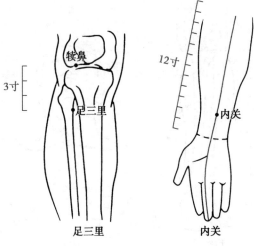

图 2-24　食管七穴

[作用] 疏通气机,止呕和胃。

[主治病证] 呕吐、腹胀、噎膈、泄泻等食管胃肠疾病。

治癌祛痰毒五穴:丰隆三穴 + 天突 + 中脘(图 2-25)。

丰隆:在小腿外侧,当外踝尖上 8 寸,条口外,距胫骨前缘 2 横指(中指)。

天突:仰靠坐位。在颈前部,当前正中线上,胸骨上窝中央。

中脘:在上腹部,前正中线上,当脐中上 4 寸。

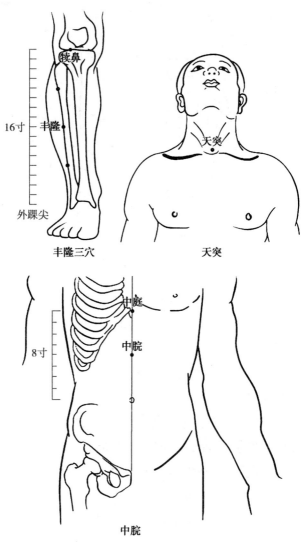

图 2-25　治癌祛痰毒五穴

［作用］散结消瘕祛痰。

［主治病证］一切痰饮相关疾病,如肿瘤、癫狂、眩晕等。

三、心胸及肺部疾病

（一）心胸及肺部疾病常用穴组

心五穴:乳根＋膻中＋天池＋内关＋膺窗(图2-26)。

乳根:在前胸部,第5肋间隙,前正中线旁开4寸。

膻中:在前胸部,当前正中线上,横平第4肋间。

天池:在前胸部,当第4肋间隙,前正中线旁开5寸。

内关:在前臂前侧,当曲泽与大陵连线上,腕掌侧远端横纹上2寸,掌长肌腱与桡侧腕屈肌腱之间。

膺窗:在前胸部,当第3肋间隙,前正中线旁开4寸。

［作用］宽胸理气。

［主治病证］胸痛、胸闷、心慌、心悸、胸胁胀痛、咳嗽等心胸部病证。

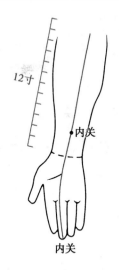

内关

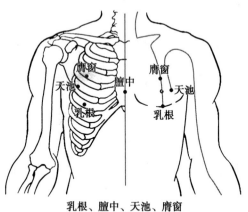

乳根、膻中、天池、膺窗

图 2-26　心五穴

合谷三穴：三间＋合谷＋第 1、2 掌骨骨缝间（图 2-27）。

三间:在手背,第 2 掌指关节桡侧近端凹陷中。

合谷:在手背,第 1、2 掌骨间,约平第 2 掌骨桡侧的中点。

[**作用**]通三焦,理五腑。

[**主治病证**]眩晕等神志病证,胸闷、咳嗽等心胸部病证。

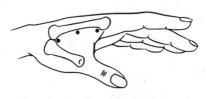

图 2-27　合谷三穴

璇玑三穴:璇玑 + 璇玑两侧各旁开 1.5 寸(图 2-28)。

璇玑:在前胸部,当前正中线上,胸骨上窝下 1 寸。

[**作用**]宽胸理气,补上焦阳气。

[**主治病证**]咳嗽、胸痛、气喘等心肺病证,上阳虚导致的眩晕、耳鸣、虚弱乏力等。

(二)肺癌

尺泽三穴:尺泽 + 尺泽上 1.5 寸 + 尺泽上 2.5 寸(图 2-29)。

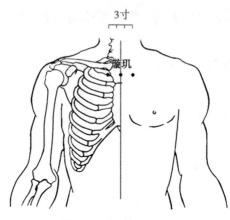

图 2-28　璇玑三穴

尺泽：在肘前侧，肘横纹上，肱二头肌腱桡侧缘凹陷中。

［作用］消癥散结，化肺部肿块。

［主治病证］咳嗽、气喘、少气、咯血、胸部胀满等肺系病证。

肺病七穴：天突＋云门＋中府＋膻中＋尺泽＋太渊＋丰隆（图 2-30）。

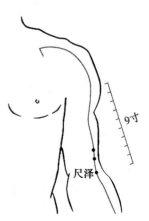

图 2-29　尺泽三穴

天突：仰靠坐位。在颈前部，当前正中线上，胸骨上窝中央。

云门:在前胸部,肩胛骨喙突内缘,锁骨下窝凹陷中,前正中线旁开6寸。

中府:在前胸部,横平第1肋间隙,前正中线旁开6寸。

膻中:在前胸部,当前正中线上,横平第4肋间。

尺泽:在肘前侧,肘横纹上,肱二头肌腱桡侧缘凹陷中。

太渊:在腕前外侧,腕掌侧远端横纹桡侧,桡动脉搏动处。

丰隆:在小腿外侧,当外踝尖上8寸,条口外,距胫骨前缘2横指(中指)。

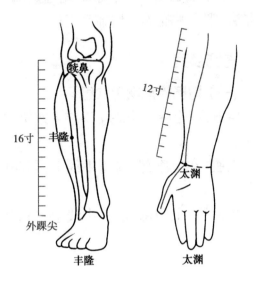

丰隆　　　　太渊

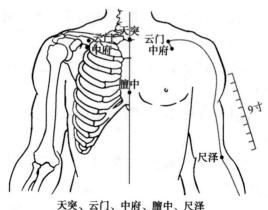

天突、云门、中府、膻中、尺泽

图 2-30　肺病七穴

〔**作用**〕宣肺化痰,理气止咳。

〔**主治病证**〕咳嗽、气喘、咯血、伤风、胸部胀满、咽喉肿痛等一切肺系疾病。

四、胃肠疾病

（一）胃肠疾病常用穴组

胃五穴:上脘 + 中脘 + 下脘 + 双梁门(图2-31)。

上脘:在上腹部,前正中线上,当脐中上5寸。

中脘:在上腹部,前正中线上,当脐中上4寸。

下脘: 在上腹部, 前正中线上, 当脐中上 2寸。

梁门: 在上腹部, 当脐中上4寸, 前正中线旁开2寸。

[作用] 升提脾胃阳气、输转中焦气机, 健脾益气、调补中焦。

[主治病证] 胃痛、腹胀、食少纳呆、呕吐、吞酸、呃逆、腹泻等脾胃病证, 或疲倦乏力、畏寒怕冷等阳虚症状。

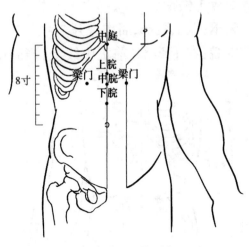

图2-31 胃五穴

胃肠七穴:足三里 + 阳陵泉 + 丰隆 + 上下巨虚 + 天枢 + 中脘(图2-32)。

足三里:在小腿外侧,当犊鼻下3寸,距胫骨前缘1横指。

阳陵泉:在小腿外侧,当腓骨头前下方凹陷中。

丰隆:在小腿外侧,当外踝尖上8寸,条口外,距胫骨前缘2横指(中指)。

上巨虚:在小腿外侧,当犊鼻下6寸,距胫骨前缘1横指。

下巨虚:在小腿外侧,当犊鼻下9寸,距胫骨前缘1横指。

天枢:在上腹部,脐中旁开2寸。

中脘:在上腹部,前正中线上,当脐中上4寸。

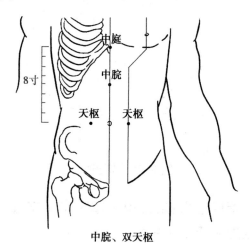

中脘、双天枢

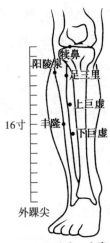

足三里、阳陵泉、丰隆、
上巨虚、下巨虚

图 2-32 胃肠七穴

［作用］健脾益气，化痰祛湿。

［主治病证］胃痛、腹胀、便溏等脾胃病证，口苦、呕吐等肝胆犯胃病证，身重困倦、食少纳呆、疲倦乏力等痰湿病证。

足三里四穴：足三里＋阳陵泉＋上巨虚＋下巨虚（图 2-33）。

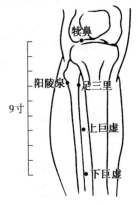

图 2-33 足三里四穴

足三里：在小腿外侧，当犊鼻下 3 寸，距胫骨前缘 1 横指。或简便取阳陵泉下 1 寸。

阳陵泉：在小腿外侧，当腓骨头前下方凹陷中。

上巨虚：在小腿外侧，当犊鼻下 6 寸，距胫骨前缘 1 横指。

下巨虚：在小腿外侧，当犊鼻下 9 寸，距胫骨前缘 1 横指。

［**作用**］调冲阳脉，增强下部阳气，调节胃肠功能。

［**主治病证**］纳呆食少、胃痛、呕吐、腹泻、便秘等胃肠病证，以及虚劳诸证。

腹四穴：**中脘＋双天枢＋关元**（图 2-34）。

中脘：在上腹部，前正中线上，当脐中上 4 寸。

天枢：在上腹部，脐中旁开 2 寸。

关元：在下腹部，前正中线上，当脐中下 3 寸。

［**作用**］调整胃肠功能，健脾益气、化痰祛湿。

［**主治病证**］胃肠病证，以及虚劳诸证。

（二）胃癌

胃病七穴：**胃五穴**（中脘＋上脘＋下脘＋

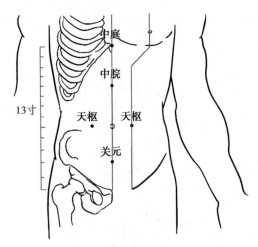

图 2-34 腹四穴

双梁门) + **内关** + **足三里**（图 2-35）。

中脘:在上腹部,前正中线上,脐中上 4 寸。

上脘:在上腹部,前正中线上,脐中上 5 寸。

下脘:在上腹部,前正中线上,脐中上 2 寸。

梁门:在上腹部,脐中上 4 寸,前正中线旁开 2 寸。

内关:在前臂前侧,当曲泽与大陵连线上,腕掌侧远端横纹上 2 寸,掌长肌腱与桡侧腕屈肌腱之间。

足三里:在小腿外侧,当犊鼻下 3 寸,距胫骨前缘 1 横指。

[**作用**] 调和脾胃气血,调理中焦气机。

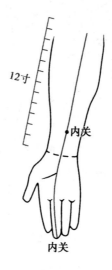

内关

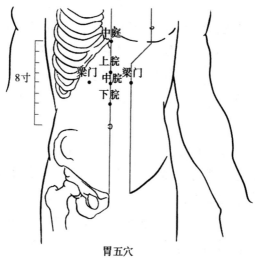

胃五穴

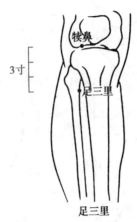

图 2-35 胃病七穴

[**主治病证**] 胃痛、呕吐、腹胀、纳少等胃癌疾患所致病证。

（三）肠癌

肠病十穴：脐小四穴＋腹四穴＋足三里＋上巨虚（图 2-36）。

脐小四穴：脐中上下左右各旁开 0.5 寸。

腹四穴：中脘＋双天枢＋关元。

中脘：在上腹部，前正中线上，当脐中上 4 寸。

天枢：在上腹部，脐中旁开 2 寸。

关元：在下腹部，前正中线上，当脐中下 3 寸。

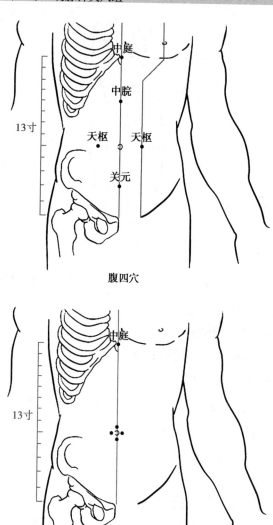

腹四穴

脐小四穴

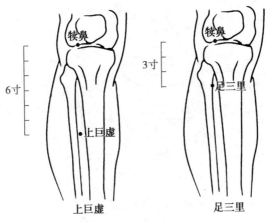

图 2-36 肠病十穴

足三里:在小腿外侧,当犊鼻下 3 寸,距胫骨前缘 1 横指。

上巨虚:在小腿外侧,当犊鼻下 6 寸,距胫骨前缘 1 横指。

[**作用**] 调理中下焦气机。

[**主治病证**] 胃肠病证、虚劳诸证。

腹腔肿瘤四穴:季肋三穴＋痞根(图2-37)。

季肋三穴(亦称卵巢三穴):章门＋京门＋带脉。

章门:在侧腹部,当第11肋游离端的下际。

京门:在侧腹部,当第 12 肋骨游离端的下际。

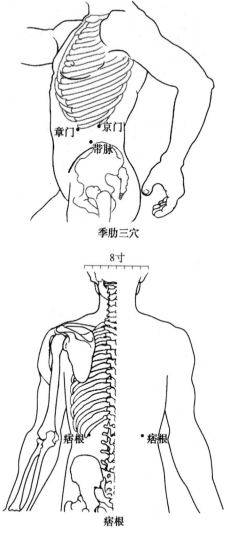

季肋三穴

图 2-37 腹腔肿瘤四穴

带脉:在侧腹部,当第 11 肋骨游离端垂线与脐水平线的交点上。

痞根:在腰部,当第 1 腰椎棘突下,旁开3.5 寸。

[作用] 散结消癥。

[主治病证] 腹腔内肿瘤。

五、肝胆疾病

(一) 肝胆疾病常用穴组

肝神四穴:(右侧胸胁部取穴) 巨阙旁开0.5 寸 + 章门 + 巨阙、章门两穴连线沿肋缘等距取两穴(图 2-38)。

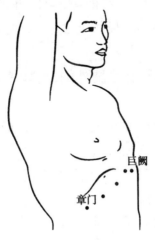

图 2-38　肝神四穴

巨阙：在上腹部，前正中线上，当脐中上6寸。

章门：在侧腹部，当第11肋游离端的下际。

［**作用**］疏肝利胆。

［**主治病证**］腹胀、吞酸、黄疸、泄利、积症等。

（二）肝癌

肝病十六：肝神四穴＋期门＋血门＋内关＋阳陵泉＋足三里＋太冲（图2-39）。

期门：在前胸部，当第6肋间隙，前正中线旁开4寸。

血门：位于右乳根与右期门连线中点。

内关：在前臂前侧，当曲泽与大陵连线上，腕掌侧远端横纹上2寸，掌长肌腱与桡侧腕屈肌腱之间。

阳陵泉：在小腿外侧，当腓骨头前下方凹陷中。

足三里：在小腿外侧，当犊鼻下3寸，距胫骨前缘1横指。

太冲：在足背，当第1、2跖骨底结合部之前方凹陷处。

［**作用**］理气通络，清热利湿，通络止痛。

［**主治病证**］胸胁胀满疼痛、呕吐、呃逆、

吞酸、胁下痞块等一切肝胆病证,以及肝癌所
致不适症状。

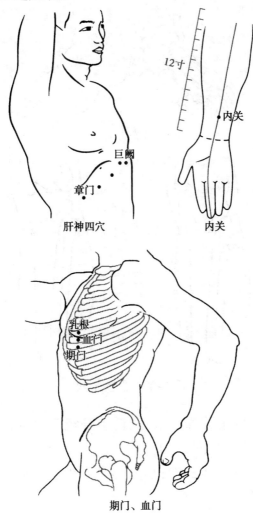

肝神四穴

内关

期门、血门

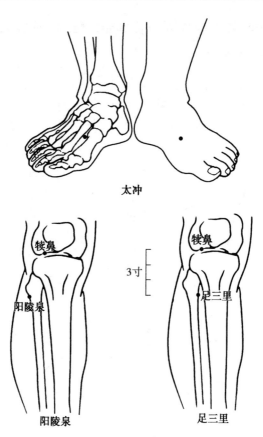

图 2-39　肝病十穴

肝癌化瘤六穴：前臂小肠经三穴 + 大腿肝经三穴（图 2-40）。

小肠经三穴：小海与尺骨头连线分 4 等份，取中间 3 个点。

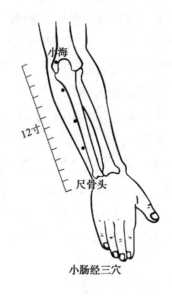

小肠经三穴

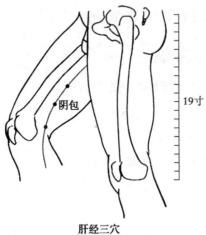

肝经三穴

图 2-40　肝癌化瘤六穴

小海：在肘后内侧,当尺骨鹰嘴与肱骨内上髁之间凹陷中。在肘尖(尺骨鹰嘴)最高点与肘部内侧高骨(肱骨内上髁)最高点之间可触及一凹陷,即为本穴。

肝经三穴：阴包＋阴包上下各3寸。

阴包：在股内侧,当髌底上4寸,股薄肌与缝匠肌之间。站立或坐位,大腿稍外展,用力收缩肌肉,显露出明显的缝匠肌,由髌底向上量4横指(约3寸)后,再向上量1横指(约1寸),缝匠肌与股薄肌之间,按压有酸胀感,即为本穴。

〔**作用**〕理气消肿散结。

〔**主治病证**〕肝癌所致胁下痞块。

六、妇科疾病

（一）妇科疾病常用穴组

季胁三穴(亦称卵巢三穴)：章门＋京门＋带脉(图2-41)。

章门：在侧腹部,当第11肋游离端的下际。

京门：在侧腹部,当第12肋骨游离端的下际。

带脉：在侧腹部,当第11肋骨游离端垂线与脐水平线的交点上。

[**作用**] 调节局部气血及卵巢功能。

[**主治病证**] 月经不调,月经过少、过多,闭经,痛经等妇科疾病。

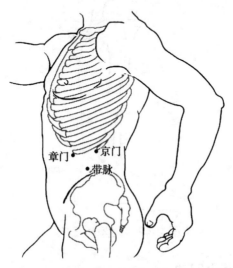

图 2-41　季肋三穴

阴陵泉三穴:阴陵泉 + 阴陵泉下 1.5 寸 + 阴陵泉下 0.5 寸向内靠胫骨骨边 0.5 寸(图 2-42)。

阴陵泉:在小腿内侧,当胫骨内侧髁下缘与胫骨内侧缘形成的凹陷中。

[**作用**] 调补肾阴,调太溪脉。

[**主治病证**] 腰酸、脱发、五心烦热、遗精

等阴虚之象,小便不利等泌尿系疾病,腹胀、腹泻等胃肠疾病。

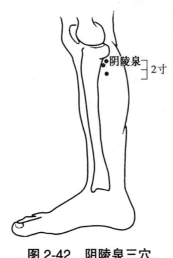

图 2-42　阴陵泉三穴

脐小四穴

定位: 脐中上下左右各旁开 0.5 寸(图 2-43)。

[**作用**] 调整任脉、督脉、冲脉、带脉和足少阴肾经等十二经脉的气血,具有健脾、补肾、滋阴的作用。

[**主治病证**] 虚劳诸证,夜尿频多、食少纳呆等泌尿系及胃肠病证。

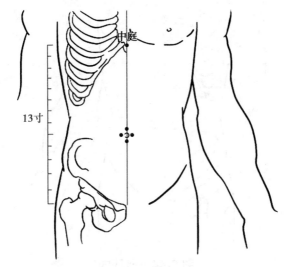

图 2-43　脐小四穴

脐四穴

定位: 脐中上下左右各旁开 1 寸(图 2-44)。

[**作用**] 补阴,调寸口脉。

[**主治病证**] 久咳、面色潮红、咽干口燥等上阴虚症状。

冲任带脉调理八穴:中脘 + 双阴都 + 双肓俞 + 气海 + 双气旁(气海旁开 0.5 寸)(图 2-45)。

中脘:在上腹部,前正中线上,当脐中上 4 寸。

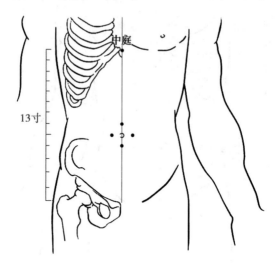

图 2-44　脐四穴

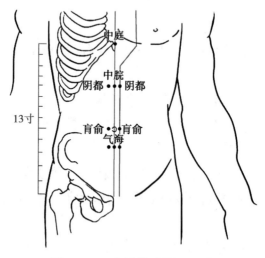

图 2-45　冲任带脉调理八穴

阴都：在上腹部，当脐中上 4 寸，前正中线旁开 0.5 寸。

肓俞：在上腹部，当脐中旁开 0.5 寸。

气海：在下腹部，前正中线上，当脐中下 1.5 寸。

［**作用**］调理冲任带脉。

［**主治病证**］一切妇科疾病。

（二）月经不调

调经七穴：天枢＋气海＋关元＋血海＋三阴交＋太溪＋照海（图 2-46）。

天枢：在上腹部，脐中旁开 2 寸。

气海：在下腹部，前正中线上，当脐中下 1.5 寸。

关元：在下腹部，前正中线上，当脐中下 3 寸。

血海：在股前内侧，髌底内侧端上 2 寸，当股内侧肌隆起处。

三阴交：在小腿内侧，当内踝尖上 3 寸，胫骨内侧缘后际。

太溪：在踝后内侧，当内踝尖与跟腱之间的凹陷中。

照海：在足内侧，内踝尖下 1 寸，内踝下缘边际凹陷中。

[**作用**] 补肾调经。

[**主治病证**] 虚证所致月经过多、崩漏、不孕等妇科病。

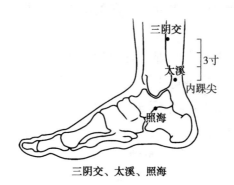

三阴交、太溪、照海

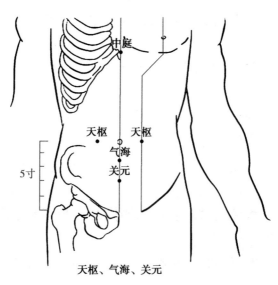

天枢、气海、关元

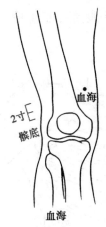

图 2-46 调经七穴

调经八穴：季肋三穴＋天枢＋气海＋关元＋血海＋三阴交（图 2-47）。

季肋三穴（亦称卵巢三穴）：章门＋京门＋带脉。

章门：在侧腹部，当第 11 肋游离端的下际。

京门：在侧腹部，当第 12 肋骨游离端的下际。

带脉：在侧腹部，当第 11 肋骨游离端垂线与脐水平线的交点上。

天枢：在上腹部，脐中旁开 2 寸。

气海：在下腹部，前正中线上，当脐中下 1.5 寸。

关元:在下腹部,前正中线上,当脐中下 3 寸。

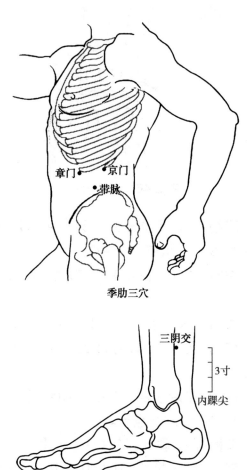

季肋三穴

三阴交

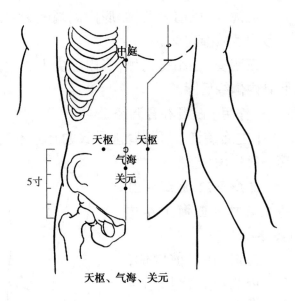

天枢、气海、关元

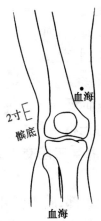

图 2-47 调经八穴

血海:在股前内侧,髌底内侧端上 2 寸,当股内侧肌隆起处。

三阴交:在小腿内侧,当内踝尖上 3 寸,胫骨内侧缘后际。

[**作用**] 疏肝补肾调经。

[**主治病证**] 肝郁肾虚导致的月经不调等妇科疾病。

血海三穴:血海 + 血海上 2 寸 + 血海上 4 寸(图 2-48)。

血海:在股前内侧,髌底内侧端上 2 寸,当股内侧肌隆起处。

[**作用**] 理血,活血。

[**主治病证**] 血虚、血瘀导致的妇科病。

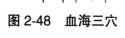

图 2-48　血海三穴

(三) 子宫肌瘤

调经七穴:天枢 + 气海 + 关元 + 血海 + 三阴交 + 太溪 + 照海(图 2-49)。

天枢:在上腹部,脐中旁开 2 寸。

气海:在下腹部,前正中线上,当脐中下 1.5 寸。

关元:在下腹部,前正中线上,当脐中下3寸。

血海:在股前内侧,髌底内侧端上2寸,当股内侧肌隆起处。

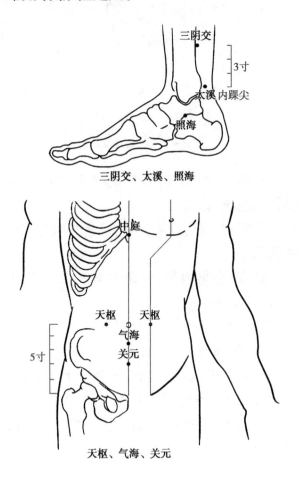

三阴交、太溪、照海

天枢、气海、关元

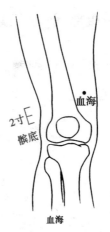

图 2-49 调经七穴

三阴交：在小腿内侧，当内踝尖上 3 寸，胫骨内侧缘后际。

太溪：在踝后内侧，当内踝尖与跟腱之间的凹陷中。

照海：在足内侧，内踝尖下 1 寸，内踝下缘边际凹陷中。

［作用］补益气血，补肾活血。

［主治病证］子宫肌瘤。

三阴交五穴：三阴交，三阴交上 1 寸、上 2 寸、上 3 寸，照海下 0.5 寸（图 2-50）。

三阴交：在小腿内侧，当内踝尖上 3 寸，胫骨内侧缘后际。

照海: 在足内侧,内踝尖下 1 寸,内踝下缘边际凹陷中。

[**作用**] 补益肾阴,调太溪脉。

[**主治病证**] 阴虚明显的妇科疾病。

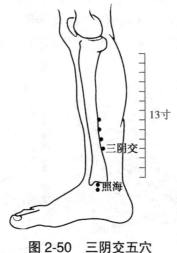

13寸

三阴交

照海

图 2-50　三阴交五穴

子宫肌瘤五穴: 合谷三穴 + 行间 + 太冲(图 2-51)。

合谷三穴: 三间 + 合谷 + 第 1、2 掌骨骨缝间。

三间: 在手背,第 2 掌指关节桡侧近端凹陷中。

合谷: 在手背,第 1、2 掌骨间,约平第 2

掌骨桡侧的中点。

行间：在足背，当第 1、2 趾间，趾蹼缘后方赤白肉际处。

太冲：在足背，当第 1、2 跖骨底结合部之前方凹陷处。

[**作用**] 清热疏肝，补肾调经。

[**主治病证**] 肝郁化热所致月经不调。

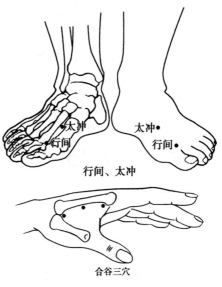

行间、太冲

合谷三穴

图 2-51 子宫肌瘤五穴

(四) 宫颈癌、子宫癌、卵巢癌

调经七穴：见妇科疾病月经不调。

腹腔癌五穴：腹腔肿瘤四穴 + 子宫（图

2-52）。

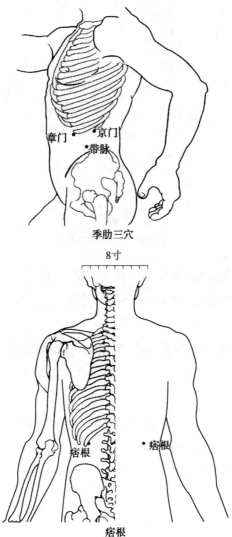

季肋三穴

8寸

痞根

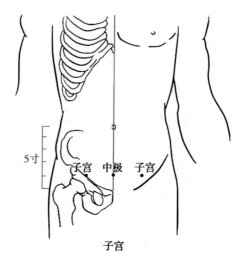

子宫

图 2-52 腹腔癌五穴

腹腔肿瘤四穴:季肋三穴 + 痞根。

季肋三穴(亦称卵巢三穴):章门 + 京门 + 带脉。

章门:在侧腹部,当第11肋游离端的下际。

京门:在侧腹部,当第12肋骨游离端的下际。

带脉:在侧腹部,当第11肋骨游离端垂线与脐水平线的交点上。

痞根:在腰部,当第1腰椎棘突下,旁开3.5寸。

子宫:在下腹部,当脐中下4寸,前正中线旁开 3 寸。

[作用] 疏肝理气,消癥散结。

[主治病证] 妇科肿瘤。

七、泌尿系疾病

前列腺癌

前列腺病三穴:肓俞、秩边、会阴(图 2-53)。

肓俞:在上腹部,当脐中旁开 0.5 寸。

秩边:在臀部,横平第 4 骶后孔,骶正中嵴旁开 3 寸。

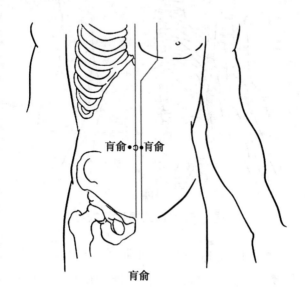

肓俞●○○●肓俞

肓俞

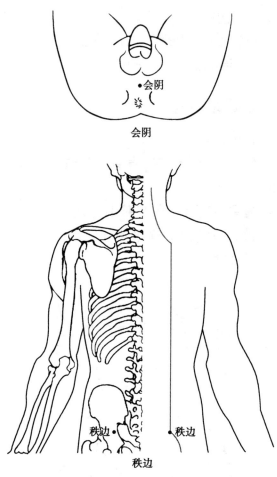

图 2-53 前列腺病三穴

会阴：任脉、督脉、冲脉交会穴，在会阴部，男性在阴囊根部与肛门连线的中点，女性在大阴唇后联合与肛门连线的中点。

[**作用**] 理气利水,通经强肾。

[**主治病证**] 小便淋沥、二便不利、阴门肿痛等。

治癌祛痰毒五穴:**丰隆三穴 + 天突 + 中脘**(图 2-54)。

丰隆:在小腿外侧,当外踝尖上 8 寸,条口外,距胫骨前缘 2 横指(中指)。

天突:仰靠坐位。在颈前部,当前正中线上,胸骨上窝中央。

中脘:在上腹部,前正中线上,当脐中上 4 寸。

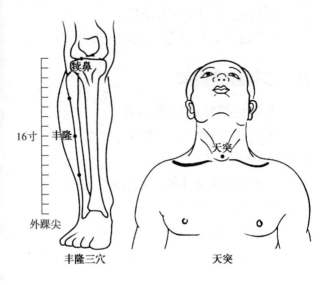

丰隆三穴　　　　　天突

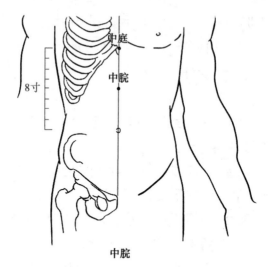

图 2-54 治癌祛痰毒五穴

［作用］祛痰毒，消痞块。

［主治病证］痰毒相关的全身肿块。

八、肢体经络疾病

肢体经络疾病常用穴组

伏兔三穴：伏兔 + 伏兔上 3 寸 + 伏兔上 6 寸（图 2-55）。

伏兔：在股前外侧，当髂前上棘与髌底外侧端的连线上，髌底上 6 寸。

［作用］补下肢阳气，加强冲阳脉。

［主治病证］下肢痿痹、腰痛、膝冷等腰

及下肢病证。

风市三穴：风市 + 风市向前 3 寸 + 风市向后 3 寸（图 2-56）。

风市：在股外侧，当腘横纹上 9 寸。

[**作用**] 祛风通络，调理下肢气机。

[**主治病证**] 坐骨神经痛、下肢乏力、下肢瘫痪。

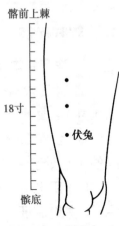

图 2-55 伏兔三穴

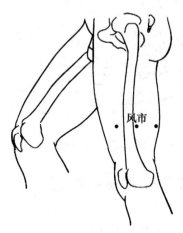

图 2-56 风市三穴

九、皮肤疾病

皮肤疾病常用穴组

曲池三穴:曲池 + 曲池上 2 寸(手五里下 1 寸)+ 曲池下 3 寸(上廉)(图 2-57)。

曲池:在肘外侧,当尺泽与肱骨外上髁连线的中点处。

[**作用**] 清热祛风。

[**主治病证**] 热病,瘾疹、湿疹、瘰疬等皮外科病证。

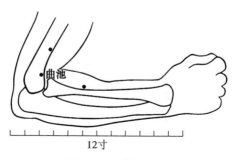

图 2-57　曲池三穴

血海三穴:血海 + 血海上 2 寸 + 血海上 4 寸(图 2-58)。

血海:在股前内侧,髌底内侧端上 2 寸,当股内侧肌隆起处。

［作用］活血，补血。

［主治病证］瘾疹、湿疹、丹毒等血热性皮肤病，月经不调等妇科病。

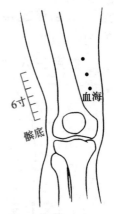

图 2-58 血海三穴

十、癌症

癌症常用穴组

脐消瘤四穴：脐内 3 点（兑卦 - 沼泽）、7 点（艮卦 - 山），及其指向脐旁 0.5 寸（图 2-59）。

［作用］散结消瘤。

［主治病证］腹腔内肿瘤。

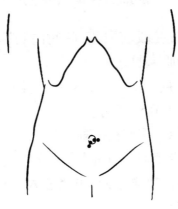

图 2-59 脐消瘤四穴

治癌祛瘀毒七穴：血海三穴＋足化瘤四穴（图 2-60）。

血海三穴：血海＋血海上 2 寸＋血海上 4 寸。

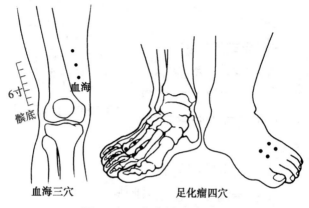

血海三穴　　　　　　　足化瘤四穴

图 2-60　治癌祛瘀毒七穴

血海：在股前内侧，髌底内侧端上 2 寸，当股内侧肌隆起处。

足化瘤四穴：第 2、3，第 3、4 跖骨之间，跖趾关节上 0.5/1.5 寸。

［**作用**］治癌祛瘀毒。

［**主治病证**］与瘀毒相关的全身肿块。

治癌祛痰毒五穴：丰隆三穴＋天突＋中脘（图 2-61）。

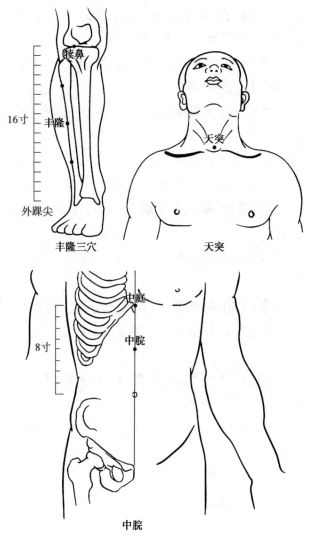

16寸

犊鼻

丰隆

外踝尖

丰隆三穴

天突

天突

中庭

中脘

8寸

中脘

图 2-61　治癌祛痰毒五穴

丰隆:在小腿外侧,当外踝尖上 8 寸,条口外,距胫骨前缘 2 横指(中指)。

天突:仰靠坐位。在颈前部,当前正中线上,胸骨上窝中央。

中脘:在上腹部,前正中线上,当脐中上 4 寸。

[**作用**]祛痰毒,消痞块。

[**主治病证**]与痰毒相关的全身肿块。

腹腔肿瘤四穴:季肋三穴 + 痞根(图 2-62)。

季肋三穴(亦称卵巢三穴):章门 + 京门 + 带脉。

章门:在侧腹部,当第 11 肋游离端的下际。

京门:在侧腹部,当第 12 肋骨游离端的下际。

带脉:在侧腹部,当第 11 肋骨游离端垂线与脐水平线的交点上。

痞根:在腰部,当第 1 腰椎棘突下,旁开 3.5 寸。

[**作用**]散结消癥。

[**主治病证**]腹腔内肿瘤。

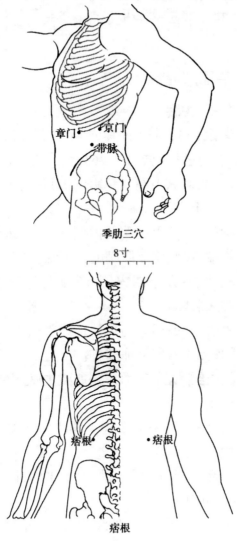

季肋三穴

8寸

图 2-62 腹腔肿瘤四穴

第三节 | 对症取穴

一、头面部症状

（一）失眠

失眠四穴：神门（耳穴）+ 神门（手穴）+ 三阴交 + 失眠 1 穴（图 2-63）。

神门（耳穴）：在三角窝内，对耳轮上下脚分叉处稍上方。

神门（手穴）：在腕前内侧，腕掌侧远端横纹尺侧端，尺侧腕屈肌腱的桡侧缘。

三阴交：在小腿内侧，内踝尖上 3 寸，胫骨内侧缘后际。

失眠 1 穴：翳风与风池连线中点。

［**作用**］益气养血安神。

［**主治病证**］气血虚弱所致失眠多梦、眠浅等症状。

失眠七穴：失眠四穴 + 照海 + 申脉 + 失眠 2 穴（图 2-64）。

照海：在足内侧，内踝尖下 1 寸，内踝下缘边际凹陷中。

申脉：在足外侧，外踝尖直下，外踝下缘与跟骨之间凹陷中。

失眠 2 穴：失眠 1 穴与翳风的中点。

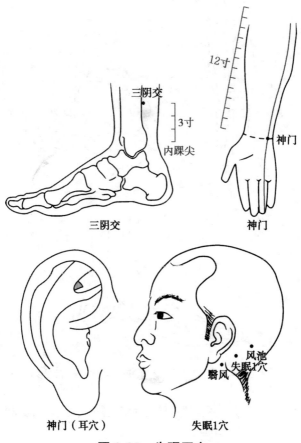

图 2-63　失眠四穴

[**作用**] 调和阴阳,安神助眠。

[**主治病证**] 心肾不交、阴阳跷脉失衡所

致失眠多梦、难入睡、眠浅等症状。

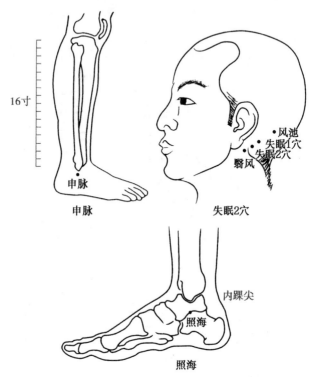

图 2-64 失眠七穴之照海、申脉、失眠 2 穴

（二）头痛、脱发、运动障碍、中风、发育迟缓

头十四穴：头五穴 + 智三穴 + 颞三穴 + 枕三穴（图 2-65）。

头五穴：百会 + 四神聪。

百会：在头部，当前发际正中直上 5 寸，或头顶正中线与两耳尖连线交点处。

四神聪：在头部，百会前后左右各 1 寸，共 4 个穴位。

智三穴：神庭 + 双侧本神。

神庭：在头部，当前发际正中直上 0.5 寸。

本神：在头部，当前发际上 0.5 寸，头正中线旁开 3 寸。神庭与头维弧形连线的内 2/3 与外 1/3 交点处。

颞三穴：耳尖直上发际上 2 寸为第一穴，在第一穴水平向前向后各旁开 1 寸为第二、第三穴。

枕三穴：脑户 + 双侧脑空。

脑户：在头部，后发际正中直上 2.5 寸，风府上 1.5 寸，枕外隆凸的上缘凹陷中。

脑空：在头部，当枕外隆凸上缘外侧，头正中线旁开 2.25 寸，平脑户。

[作用] 升提阳气，醒脑开窍。

[**主治病证**] 头面部阳气不足所致中风、言语謇涩、口眼㖞斜、头痛、痴呆、颤振等。

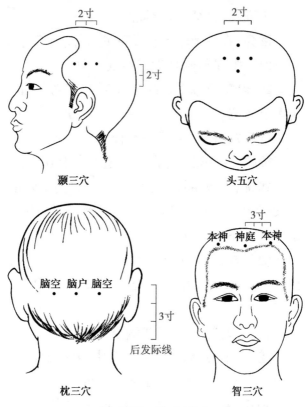

颞三穴

头五穴

枕三穴

脑空　脑户　脑空

后发际线

智三穴

本神　神庭　本神

图 2-65　头十四穴

（三）面部色斑

祛斑八穴：双攒竹＋双颧髎＋双迎香＋双地仓（图 2-66）。

攒竹：在面部，眉头凹陷中，额切迹处。

颧髎：在面部，颧骨下缘，目外眦直下凹陷中。

迎香:在面部,鼻翼外缘中点旁,当鼻唇沟中。

地仓:在面部,口角旁开0.4寸。

[作用]调和气血,化瘀祛斑。

[主治病证]面失所养的面部色斑、面色萎黄、黧黑等症状。

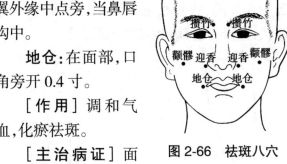

图2-66 祛斑八穴

(四)抑郁症

忧郁五穴:印堂 + 内关 + 神门 + 照海 + 三阴交(图2-67)。

印堂:在头部,两眉毛内侧端中间的凹陷中。

内关:在前臂前侧,曲泽与大陵连线上,腕掌侧远端横纹上2寸,掌长肌腱与桡侧腕屈肌腱之间。

神门:在腕前内侧,腕掌侧远端横纹尺侧端,尺侧腕屈肌腱的桡侧缘。

照海:在足内侧,内踝尖下1寸,内踝下缘边际凹陷中。

三阴交:在小腿内侧,内踝尖上3寸,胫骨内侧缘后际。

［**作用**］调神疏肝，理气解郁。

［**主治病证**］气机郁结、脏腑阴阳失调所致胸部满闷、胁肋胀满、咽中如有异物哽咽等症状，以及百合病、梅核气、脏躁等。

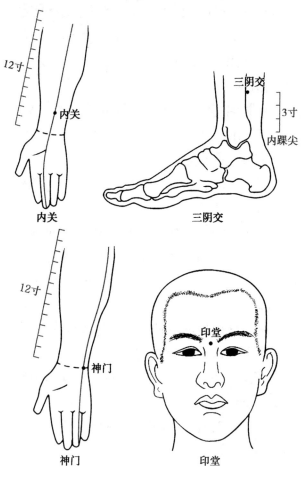

内关

三阴交

神门

印堂

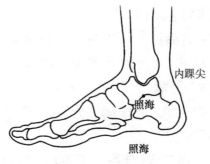

图 2-67 忧郁五穴

(五)鼻塞、鼻炎

鼻部六穴：迎香＋攒竹＋鼻通＋上星＋内迎香＋印堂（图 2-68）。

迎香：在面部，鼻翼外缘中点旁，当鼻唇沟中。

攒竹：在面部，眉头凹陷中，额切迹处。

鼻通：鼻软骨上凹陷中。

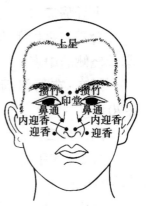

图 2-68 鼻部六穴

上星：在头部，当前发际正中直上 1 寸。

内迎香：在鼻孔内，当鼻翼软骨与鼻甲交界的黏膜处。

印堂：在头部，两眉毛内侧端中间的凹陷中。

［作用］通利鼻窍。

［主治病证］邪壅鼻窍所致鼻塞、流涕、喷嚏等症状，以及鼻渊、鼻漏等疾病。

（六）牙痛

牙痛七穴：上牙痛二穴 + 下牙痛二穴 + 门牙痛三穴。

上牙痛二穴：合谷 + 下关（图 2-69）。

合谷：在手背，第 1、2 掌骨间，约平第 2 掌骨桡侧的中点。

下关：在面部，颧弓下缘中央与下颌切迹之间凹陷中。

下牙痛二穴：合谷 + 颊车。

合谷：在手背，第 1、2 掌骨间，约平第 2 掌骨桡侧的中点。

颊车：在面部，下颌角前上方 1 横指（图 2-70）。

门牙痛三穴：合谷 + 水沟 + 承浆。

合谷：在手背，第 1、2 掌骨间，约平第 2 掌骨桡侧的中点。

水沟：在面部，人中沟的上 1/3 与中 1/3 交点处（图 2-71）。

承浆：在面部，颏唇沟的正中凹陷处（图 2-71）。

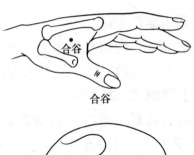

合谷

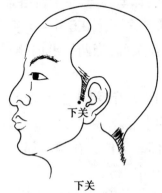

下关

图 2-69 上牙痛二穴

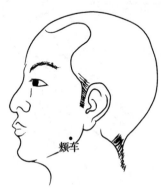

图 2-70 颊车

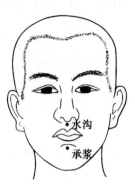

图 2-71 水沟、承浆

［作用］泄热止痛。

［主治病证］胃火或虚火上炎所致上齿、下齿、门齿疼痛，以及牙宣、牙槽风等。

（七）咽痛、咽炎、声嘶

咽四穴：印堂上 1 寸＋合谷靠骨边＋手三四掌指关节之间上 0.5 寸＋天突（图 2-72）。

印堂：在头部，当两眉毛内侧端中间的凹陷中。

合谷：在手背，第 1、2 掌骨间，约平第 2 掌骨桡侧的中点。

天突：仰靠坐位。在颈前部，当前正中线上，胸骨上窝中央。

［作用］清热利咽，消肿止痛。

［主治病证］虚火或实火上炎所致咽喉不利、吞咽不适、声音嘶哑等症状。

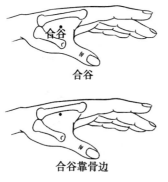

合谷

合谷靠骨边

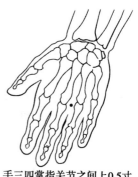

手三四掌指关节之间上0.5寸

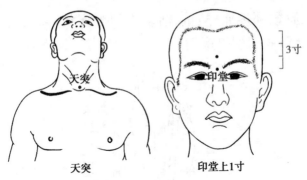

天突　　　　　　　印堂上1寸

图 2-72　咽四穴

二、肩颈部症状

（一）肩痛

肩痛五穴：阳陵泉＋阳陵泉下 3 寸＋足三里＋丰隆＋条口（图 2-73）。

阳陵泉：在小腿外侧，当腓骨头前下方凹陷中。

足三里：在小腿外侧，犊鼻下 3 寸，距胫骨前缘 1 横指。

丰隆：在小腿外侧，当外踝尖上 8 寸，条口外，距胫骨前缘 2 横指（中指）。

条口：在小腿外侧，当犊鼻下 8 寸，距胫骨前缘 1 横指。

［作用］通筋活络，舒筋止痛。

［主治病证］气血不足或经络不通所致

肩颈部疼痛、酸重、活动不利等症状,以及肩臂痛、肩痹等疾病。

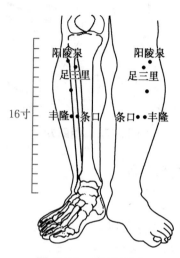

图 2-73　肩痛五穴

(二)甲状腺肿

甲状腺七穴:廉泉 + 天突 + 止呕 + 人迎(双)+ 上下巨虚(单)(图 2-74)。

廉泉:仰靠坐位。在颈前部,当前正中线上,甲状软骨上缘(约相当于喉结处)上方,舌骨上缘凹陷中。

天突:仰靠坐位。在颈前部,当前正中线上,胸骨上窝中央。

止呕:廉泉与天突连线中点。

人迎:在颈前部,横平甲状软骨上缘(约相当于喉结处),当胸锁乳突肌前缘,颈总动脉搏动处。

上巨虚:在小腿外侧,犊鼻下 6 寸,距胫骨前缘 1 横指。

下巨虚:在小腿外侧,犊鼻下 9 寸,距胫骨前缘 1 横指。

[**作用**] 调整颈部气血,升提阳气。

[**主治病证**] 阳气不足所致颈前部肿大、言语謇涩、声音嘶哑等症状,以及瘰疬、瘿瘤等。

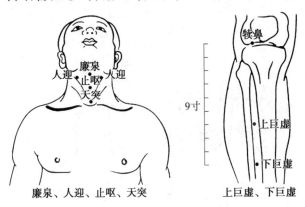

廉泉、人迎、止呕、天突　　上巨虚、下巨虚

图 2-74　甲状腺七穴

三、胸肺症状

(一)咳嗽

咳嗽四穴:膻中 + 中脘 + 丰隆 + 止咳穴

（图 2-75）。

膻中：在前胸部，当前正中线上，横平第 4 肋间。

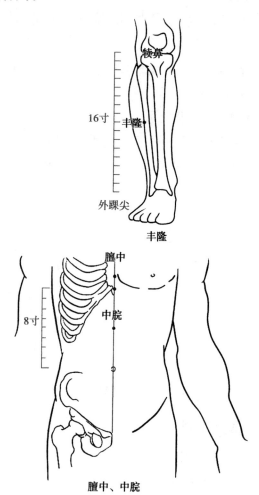

丰隆

膻中、中脘

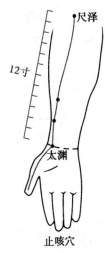

图 2-75　咳嗽四穴

中脘：在上腹部，前正中线上，当脐中上4寸。

丰隆：在小腿外侧，当外踝尖上8寸，条口外，距胫骨前缘2横指（中指）。

止咳穴：在前臂桡侧，腕掌侧远端横纹上2~4寸。

[作用] 化痰通络，降气止咳。

[主治病证] 五脏功能失调所致咳嗽、咳痰、咳逆上气等症状。

（二）肺癌、肺炎症状

肺病七穴：天突＋云门＋中府＋膻中＋

尺泽 + 太渊 + 丰隆（图 2-76）。

天突:仰靠坐位。在颈前部,当前正中线上,胸骨上窝中央。

云门:在前胸部,肩胛骨喙突内缘,锁骨下窝凹陷中,前正中线旁开 6 寸。

中府:在前胸部,横平第 1 肋间隙,前正中线旁开 6 寸。

膻中:在前胸部,当前正中线上,横平第 4 肋间。

尺泽:在肘前侧,肘横纹上,肱二头肌腱桡侧缘凹陷中。

太渊:在腕前外侧,腕掌侧远端横纹桡侧,桡动脉搏动处。

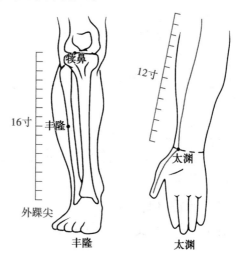

丰隆　　　　　太渊

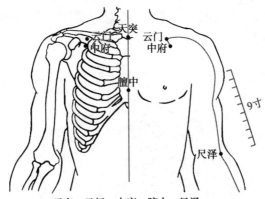

天突、云门、中府、膻中、尺泽

图 2-76　肺病七穴

丰隆:在小腿外侧,当外踝尖上 8 寸,条口外,距胫骨前缘 2 横指(中指)。

[**作用**] 宣肺化痰,理气止咳。

[**主治病证**] 中阳不足所致气短、少气、神疲乏力、咳嗽、咳痰、胸闷心悸等症状,以及胸肺肿瘤等疾病。

璇玑三穴:璇玑 + 璇玑两侧各旁开 1.5寸(图 2-77)。

璇玑:在前胸部,当前正中线上,胸骨上窝下 1 寸。

[**作用**] 补上焦阳气。

[**主治病证**] 上阳不足所致气短、少气、

神疲乏力、咳嗽、咳痰、胸闷等症状,以及胸肺肿瘤等疾病。

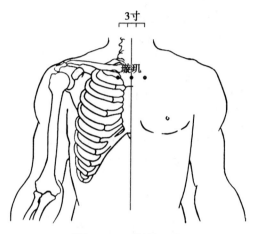

图 2-77　璇玑三穴

四、腹部症状

(一)胃痛

胃病七穴:胃五穴(中脘 + 上脘 + 下脘 + 双梁门)+ **内关** + **足三里**(图 2-78)。

中脘:在上腹部,前正中线上,脐中上 4 寸。

上脘:在上腹部,前正中线上,脐中上 5 寸。

下脘:在上腹部,前正中线上,脐中上 2 寸。

梁门:在上腹部,脐中上 4 寸,前正中线旁开 2 寸。

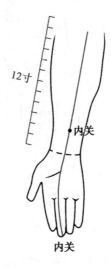

内关

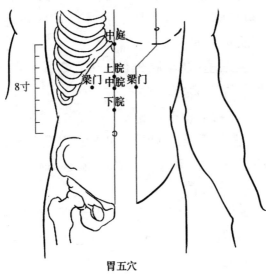

胃五穴

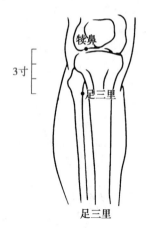

图 2-78　胃病七穴

内关: 在前臂前侧,当曲泽与大陵连线上,腕掌侧远端横纹上 2 寸,掌长肌腱与桡侧腕屈肌腱之间。

足三里: 在小腿外侧,当犊鼻下 3 寸,距胫骨前缘 1 横指。

[**作用**] 和胃止痛。

[**主治病证**] 阳气不足所致胃脘部不适、反酸、嗳气、痞满、胃痛、呕吐、呃逆等症状。

(二) 腹痛

腹四穴: 中脘 + 气海 + 双天枢(图 2-79)。

中脘: 在上腹部,前正中线上,脐中上 4 寸。

气海: 在下腹部,前正中线上,脐中下 1.5 寸。

天枢:在上腹部,脐中旁开2寸。

[**作用**] 通调腑气,缓急止痛。

[**主治病证**] 腑气不通所致胃肠不适、腹痛、腹泻、便秘等症状。

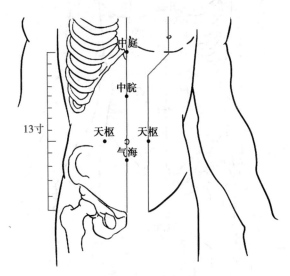

图 2-79　腹四穴

腹痛六穴:腹四穴 + 足三里 + 三阴交(图2-80)。

中脘:在上腹部,前正中线上,脐中上4寸。

气海:在下腹部,前正中线上,脐中下1.5寸。

天枢:在上腹部,脐中旁开2寸。

足三里:在小腿外侧,当犊鼻下3寸,距胫骨前缘 1 横指。

　　三阴交:在小腿内侧,内踝尖上 3 寸,胫骨内侧缘后际。

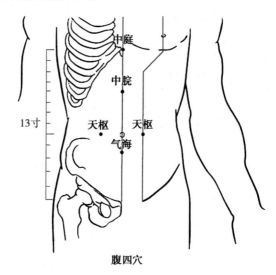

腹四穴

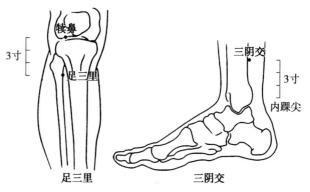

足三里　　　　　三阴交

图 2-80　腹痛六穴

[作用] 益气健脾,缓急止痛。

[主治病证] 脾肾阳气不足所致腹痛等。

腹止痛四穴:双侧外陵 + 双侧滑肉门(加强时可 + 滑肉门外 1 寸 + 滑肉门外 0.5 寸上 0.5 寸)(图 2-81)。

外陵: 在下腹部,脐中下 1 寸,前正中线旁开 2 寸。

滑肉门: 在上腹部,脐中上 1 寸,前正中线旁开 2 寸。仰卧位,从脐中沿前正中线向上量 1 横指,再水平旁开 2 横指(拇指),按压有酸胀感处,即为本穴。

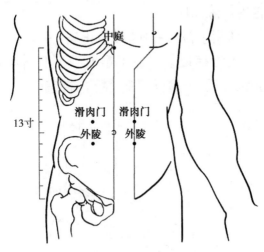

图 2-81　腹止痛四穴

[**作用**] 调整胃肠道气机,加强止腹痛。

[**主治病证**] 中焦阳气不足所致腹痛。

下腹痛五穴:天枢 + 气海 + 关元 + 血海 + 三阴交(图 2-82)。

天枢:在上腹部,脐中旁开 2 寸。

气海:在下腹部,前正中线上,脐中下 1.5 寸。

关元:在下腹部,前正中线上,脐中下 3 寸。

血海:在股前内侧,髌底内侧端上 2 寸,当股内侧肌隆起处。

三阴交:在小腿内侧,当内踝尖上 3 寸,胫骨内侧缘后际。

[**作用**] 益气和血,缓急止痛。

[**主治病证**] 气血不足所致下腹部疼痛等症状,以及下腹部疼痛、痛经等疾病。

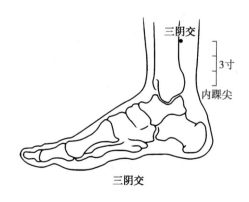

三阴交

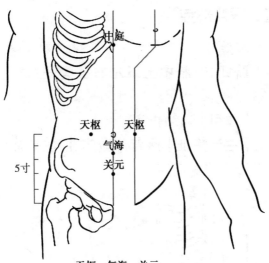

天枢、气海、关元

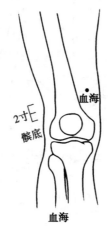

图 2-82　下腹痛五穴

五、腰背部症状

腰痛

脐四穴: 脐中上下左右各旁开 1 寸(图 2-83)。

[作用] 通络止痛。

[**主治病证**] 腰背部酸痛、酸胀等症状,以及腰脊痛等疾病。

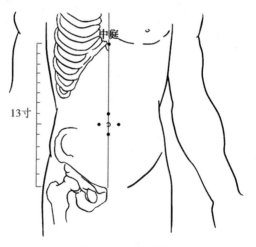

图 2-83 脐四穴

脐小四穴: 脐中上下左右各旁开 0.5 寸(图 2-84)。

[作用] 通络止痛。

[**主治病证**]腰背部酸痛、酸胀等症状，以及腰脊痛等疾病。

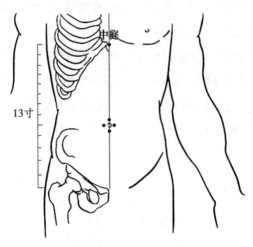

图 2-84　脐小四穴

六、下肢症状

伏兔三穴:伏兔＋伏兔上3寸＋伏兔上6寸（图 2-85）。

伏兔:在股前外侧，当髂前上棘与髌底外侧端的连线上，髌底上6寸。

[**作用**]补下肢阳气，增强冲阳脉。

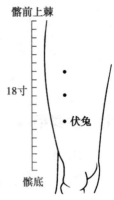

图 2-85　伏兔三穴

[**主治病证**] 下肢阳气不足所致下肢痿痹、酸痛等症状。

风市三穴：风市 + 风市向前 3 寸 + 风市向后 3 寸（图 2-86）。

风市：在股外侧，当腘横纹上 9 寸。

[**作用**] 祛风通络，调理下肢气机。

[**主治病证**] 坐骨神经痛、下肢乏力、下肢瘫痪。

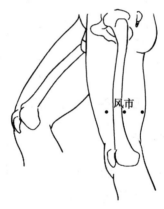

图 2-86　风市三穴

七、全身症状

出血

止血三穴：隐白 + 阳陵泉 + 止血穴（图 2-87）。

隐白：在足趾，跨趾末节内侧，趾甲根角侧后方 0.1 寸。

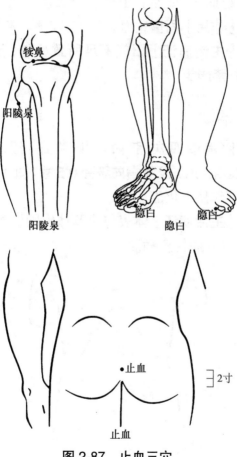

图 2-87　止血三穴

阳陵泉：在小腿外侧，当腓骨头前下方凹陷中。

止血穴：尾尖上 2 寸。

［**作用**］固摄止血。

［**主治病证**］阳气不足所致鼻衄、咯血、崩漏、紫癜等。

八、消瘤

脐消瘤四穴：脐内 3 点（兑卦 - 沼泽）、7 点（艮卦 - 山），及其指向脐旁 0.5 寸（图 2-88）。

［**作用**］化瘤。

［**主治病证**］体表包块及体内肿块等，以及全身肿瘤性疾病。

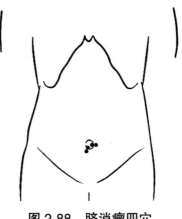

图 2-88　脐消瘤四穴

九、补肾

补肾四穴：照海＋复溜＋太溪＋三阴交（图 2-89）。

照海：在足内侧，内踝尖下 1 寸，内踝下缘边际凹陷中。

复溜：在小腿后内侧，内踝尖上 2 寸，跟腱的前缘。

太溪：在踝后内侧，内踝后方，当内踝尖与跟腱之间的凹陷中。

三阴交：在小腿内侧，内踝尖上 3 寸，胫骨内侧缘后际。

［**作用**］补益肾阴，调整脾肾经气血，增强太溪脉，提高机体免疫功能。

［**主治病证**］脾肾不足所致潮热、盗汗、月经不调、崩漏、腹泻等。

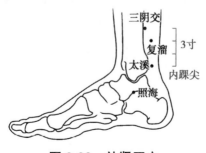

图 2-89　补肾四穴